Gesa Bertels
Karin Hater
Markus Moog
Sabine Schlemmer

Aufbruch, Begeisterung, Engagement

Die Anfänge der Themenzentrierten Interaktion in Deutschland

Zeitzeuginnen und Zeitzeugen erzählen

Universitätsverlag Brockmeyer
Bochum 2015

Bibliografische Information der Deutschen Nationalbibliothek
Die Deutsche Nationalbibliothek verzeichnet diese Publikation in der Deutschen Nationalbibliografie; detaillierte bibliografische Daten sind im Internet über http://dnb.d-nb.de abrufbar.

ISBN 978-3-8196-0984-8

Impressum

Text und Redaktion: Dr. Gesa Bertels, Katrin Hater, Dr. Markus Moog, Sabine Schlemmer
Layout: Dr. Susanne Rick-Wagner, Interne und externe Kommunikation, Köln
Bildnachweis: Die meisten Fotos in diesem Buch wurden uns von den Befragten zur Verfügung gestellt, einige stammen aus dem Archiv von WILL Rheinland/Westfalen, aus dem das Ruth Cohn Institut für TZI Rheinland/Westfalen hervorgegangen ist; die Urheberschaft ist in diesen Fällen nicht bekannt. Urheber der Fotos von Ruth C. Cohn auf der Rückseite des Buchs ist der Fotograf Walter Schels, Hamburg.
Titelbild: Sabine Schlemmer

kontakt@rci-rw.de | www.ruth-cohn-institut-rw.de

Im Haarmannsbusch 112, D-44797 Bochum
Telefon +49 (0) 234 9791600 | Telefax +49 (0) 234 9791601
universitaetsverlag.brockmeyer@web.de | Online: www.brockmeyer-verlag.de
Gesamtherstellung: Druck Thiebes GmbH
Altenhagener Str. 99, 58097 Hagen | Tel. (02331) 808176
www.DruckThiebes.de
Gedruckt auf chlorfrei gebleichtem Papier.

Inhalt

Vorwort

Wer ins Alter kommt, also Geschichte hat, gewinnt an Reife, die frühen Jahre aber rücken in zunehmend befremdliche Ferne. Die Erinnerung an die Anfänge der TZI dient allerdings kaum nur der Nostalgie, auch wenn, wie es einmal gewesen war, in Anekdoten gefasst, dem Vergnügen dient. Erinnerung vermag – darin liegt ihre vielleicht heilsame Kraft –, Gewissheiten der Gegenwart zu erschüttern.

Wie sehr kontingente Zeitumstände unbemerkt und substanziell Identität und Selbstverständnis durchdringen, verdeutlicht der Rückblick auf die entschwundenen, nur noch blass erinnerten Zeitumstände, in denen die eigene Herkunft beschlossen liegt. Und wer wüsste das nicht besser als die, die die Methode der Themenzentrierten Interaktion im Hinblick auf den „Globe" praktizieren, in Rücksicht auf die große Welt, den Globus, und die kleinen, oft nicht weniger mächtigen inneren und äußeren Welten, in denen sich die Teilnehmenden eines Gesprächs, einer Gruppe, eines Teams befinden.

Mit diesem Buch schließt vorläufig ein ehrgeiziges Vorhaben im Ruth Cohn Institut für TZI Rheinland/Westfalen, durch Interviews mit Zeitzeugen und Zeitzeuginnen, mit Lehrbeauftragten der ersten Stunde vor allem aus der Region Rheinland/Westfalen, detailreiche, prägnante Bilder aus der Anfangszeit der TZI in Deutschland festzuhalten. Obwohl viele – ich selbst, jünger – noch verblassende Stimmung, Gefühl und Geschmack der 60er und 70er Jahre wiedererwecken können, werden in den aufgezeichneten lebendigen Erinnerungen der Aufbruch der Zeit damals und die darin gesetzte Zuversicht merklich.

Die 1960er und 1970er Jahren dienten in Deutschland der Auseinandersetzung mit der verdrängten NS-Vergangenheit und der Judenvernichtung. Zugleich verbreitete sich die Vision, durch persönliche Entwicklung nicht nur glücksfähig, sondern auch verantwortungsfähig, menschlich zu werden, damit das Grauen nicht wiederkehre. Mit Ruth Cohn war eine Verfolgte, eine den Nazis entkommene Jüdin nach Europa zurückgekehrt. Und sie brachte eine Methode mit, die diese Visionen durch gemeinschaftliches lebendiges Lernen zu verwirklichen erlaubte – Glück, friedliches Zusammenleben, humanistisch inspirierte Weltentwicklung.

Hieran werden die Zufälligkeiten der Zeiten eindrücklich. Von einer solch mächtigen Zeitströmung wird die TZI heute nicht mehr getragen. Zwar hat sich die TZI – und die folgende Ausdrucksweise ist schon Indiz des Wandels – auf dem „Markt der Weiterbildung" einigermaßen etabliert. Wie wir auf diesem Markt bestehen werden, bleibt offen. Die Erzählungen unserer Zeitzeugen mögen als ein Vermächtnis dienen.

Manfred Strecker
Ruth Cohn Institut für TZI Rheinland/Westfalen
Im Frühjahr 2015

Einleitung

Die Themenzentrierte Interaktion (TZI), ein Ansatz zur Arbeit mit Gruppen in Institutionen und Organisationen aller Art, wurde von Ruth C. Cohn begründet, Psychologin und Psychoanalytikerin deutsch-jüdischer Abstammung. Sie gilt als eine der bedeutsamsten Vertreterinnen der humanistischen Psychologie, vielfach ausgezeichnet, mit zwei Ehrendoktorwürden und dem Großen Verdienstkreuz der Bundesrepublik Deutschland geehrt.

Aufgewachsen in Berlin emigrierte sie nach der nationalsozialistischen Machtübernahme 1933 als Studentin zunächst in die Schweiz, bildete sich dort zur Psychoanalytikerin aus und gründete eine Familie. 1941, mitten im Kriegsgeschehen, erschien ihr die Schweiz nicht mehr sicher genug, und sie emigrierte mit ihrer Familie in die USA. Dort nahm sie in den folgenden dreißig Jahren intensiv an der Entstehung der Humanistischen Psychologie teil, entwickelte selbst die Themenzentrierte Interaktion (TZI) und gründete 1966 das „Workshop Institute of Living Learning“, kurz WILL.

1968 folgt sie der Einladung zum Internationalen Kongress für Gruppenpsychotherapie nach Wien. In den folgenden Jahren wird sie regelmäßig zu den Lindauer Psychotherapiewochen eingeladen, 1972 bereits wird WILL-Europa in Zürich gegründet.

Sechs Jahre lang pendelt Ruth Cohn zwischen den USA und Europa hin und her. Dann wählt sie wiederum die Schweiz als ihren festen Wohnsitz. Ab 1974 findet sie in der Ecole d'Humanité in Hasliberg-Goldern im Kanton Bern ein reiches Betätigungsfeld und bezieht eine Wohnung, die sie beschreibt als einen großen Ausblick mit kleiner Wohnung (vgl. Helga Herrmann, 1992. S. 24).

2002 wird WILL Europa umgestaltet zum Ruth Cohn Institute for TCI - international. Dem RCI for TCI - international gehören 15 regionale, zum Teil Nationalgrenzen überschreitende Institute in Europa und in Indien an.

Ruth Cohn starb im Jahr 2010, zwei Jahre vor ihrem 100. Geburtstag.

Ausgangspunkt: Generationenwechsel in der TZI[1]

Im Jahr 2011 gab es deutschlandweit 125 vom Ruth-Cohn-Institut (RCI) autorisierte Lehrbeauftragte für TZI, die einen entsprechenden Lehrvertrag geschlossen hatten. Davon waren 75 Personen zu diesem Zeitpunkt älter als 65 Jahre. Hinzu kommen diejenigen Graduierten, die aus Alters- oder gesundheitlichen Gründen bereits keinen Lehrkontrakt mehr mit dem RCI haben.

Die Perspektive dieser Graduierten der ersten Generation, die die TZI in Deutschland auf vielfältige Weise mitbegründet und weiterentwickelt haben, ist bislang in der Literatur und in der Forschung wenig berücksichtigt worden. Um diese Lücke zu füllen, haben wir, ein vierköpfiges Projektteam aus TZI-Diplomierten, uns auf Spurensuche begeben und Gespräche mit zwölf TZI-Graduierten dieser ersten Generation geführt. Diese berichten von ihren persönlichen Erfahrungen mit Ruth Cohn, davon, was sie an der TZI damals fasziniert hatte und bis heute überzeugt und wie das Aufkommen der TZI ihren beruflichen Alltag als Vertreter/innen der Humanistischen Psychologie, der Pädagogik, der Theologie und anderer Professionen, aber auch ihr privates Leben beeinflusste.

▷ Berührende Begegnungen

Insgesamt zwölf Gespräche bilden die Grundlage dieser Veröffentlichung. Jedes Gespräch, jeder Gesprächspartner und jede Gesprächspartnerin hat

[1] *Im Folgenden beschränken wir uns aus pragmatischen Gründen auf Entwicklungen in Deutschland.*

uns auf eigene Weise berührt. Vielleicht hatten wir erwartet, wir würden vor allem „Geschichten von früher" zu hören bekommen. Einige sind uns auch erzählt worden. In jedem einzelnen Fall aber wurde uns eine Art Quintessenz nahe gebracht, das, was jeweils als das Wesentliche und Wichtigste an der TZI geblieben ist, nachdem sie in vierzig Jahren Praxis und oft auch in kritischer Auseinandersetzung immer wieder überprüft und umgewälzt wurde.

Für Paul Matzdorf zum Beispiel steht im Mittelpunkt, dass TZI eine Haltung und Methode ist, die ein besonderes Verständnis von Freiheit fördert: „Für mich ist TZI die Möglichkeit, Freiheit zu praktizieren. Es ging mir eigentlich nur um die Idee der Freiheit, die da drin war. Nämlich Freiheit für den anderen" (PM 60-62).

Unsere Gesprächspartner/innen waren zwischen 70 und 90 Jahre alt. Für manche, die von Anfang an in der TZI eine wichtige Rolle gespielt haben, kamen wir zu spät. Sie waren zum Zeitpunkt unseres Projekts bereits gestorben. Manche von ihnen sind dennoch präsent, weil andere von ihnen erzählt haben. Dazu gehören z.B. Bojan von Plotho, Karl Walker, Norman Liberman und viele mehr.

Mit einer Interviewpartnerin erlebten wir zusammen mit ihrer Betreuerin einen sehr schönen Nachmittag – aber ihr Denken und Reden war bereits so sehr vom Alter und von Demenz geprägt, dass wir dieses Gespräch hier nicht verwerten konnten. Eine andere Gesprächspartnerin faszinierte uns mit einer Vielzahl von erlebten Geschichten mit Ruth Cohn und aus ihrer eigenen Arbeit mit TZI. Doch als wir ihr das transkribierte Gespräch vorlegten, konnte sie sich nicht zur Freigabe entscheiden. So mussten wir auch dieses Interview mit Bedauern zur Seite legen.

Bernhard Honsel und Gerda Deitert erzählten ausführlich und lebendig von ihrer gemeinsamen Gemeindearbeit mit TZI. Wenige Wochen später starb Gerda Deitert, bevor die Transkription freigegeben war. Das warf für alle Beteiligten die Frage der Autorisierung auf. Schließlich entschlossen wir uns notgedrungen, die Gerda Deitert betreffenden Passagen zu streichen. Auch Bernhard Honsel starb noch während unserer Projektlaufzeit. Mit Dankbarkeit erinnern wir uns an die Begegnung mit den beiden.

Viele andere profilierte TZIler/innen hätten wir gern auch noch gesprochen, wenn Zeit eine unbegrenzt verfügbare Ressource wäre. Bei aller notwendigen Beschränkung war es uns wichtig, Protagonisten aus den unterschiedlichen beruflichen Feldern der TZI dabei zu haben. Das ist uns gelungen. Folgende Tätigkeitsbereiche sind repräsentiert:

- ▷ Therapie und Beratung
- ▷ Kirche/Gemeinde/Religion an Schulen
- ▷ Supervision/Berufliche Weiterbildung
- ▷ Schule
- ▷ Hochschule: Ausbildung von Pädagogen, Sozialpädagogen, Theologen
- ▷ Wirtschaft

Dennoch wünschen wir uns, dass die Arbeit an dem Zeitzeugen-Projekt mit dieser Veröffentlichung nicht beendet ist. In der qualitativen Sozialforschung geht man davon aus, dass man dann genügend Interviews geführt hat, wenn in weiteren Gesprächen keine neuen Aspekte mehr auftauchen. Dieser Punkt ist im Zeitzeugen-Projekt sicher noch lange nicht erreicht.

▷ *Zur Vorgehensweise*

Zwölf Gespräche zwischen 1,5 und 2,5 Stunden Dauer konnten wir für diese Veröffentlichung auswerten. Zwei davon, mit Matthias Kroeger und Marga Müller-Mehring, haben wir nicht selbst geführt. Danke an Gisela Kordges und Ellen Kiener für die Überlassung der bereits freigegebenen Manuskripte! Die Gespräche wurden zunächst auf Band aufgezeichnet, verschriftlicht und in einer ersten Überarbeitung von uns in eine lesbare Form gebracht. Dabei haben wir uns so nah wie möglich am gesprochenen Wort orientiert.

Diese Fassung haben wir unseren Gesprächspartner/innen anschließend zur Freigabe vorgelegt. Einigen von ihnen war es wichtig, das gesprochene Wort ein wenig zu glätten. Auch ist ihnen beim Lesen noch einiges aufgefallen, was sie gerne deutlicher zum Ausdruck bringen wollten. Doch der Charakter eines Gesprächs blieb weitgehend erhalten.

Andere haben zugestimmt, Lebendigkeit und Eigenart des gesprochenen Wortes beizubehalten. So werden sie nicht nur in ihren Gedanken zur TZI, sondern auch als unverwechselbare Persönlichkeiten mit ihren sprachlichen Eigenheiten und ihrem Temperament erlebbar.

(Alle zwölf Gespräche können im Zusammenhang nachgelesen werden auf der Website des Ruth Cohn Instituts für TZI Rheinland/Westfalen – www.ruth-cohn-institut-rw.de.)

▷ *Zum Ergebnis*

Für diese Publikation haben wir die Gespräche unter neun thematischen Schwerpunkten ausgewertet. Die Gesprächspartner/innen selbst werden jeweils mit einem Kurzporträt blitzlichtartig vorgestellt. Die Anordnung der Porträts im Text folgt der alphabetischen Reihe.

Das erste Kapitel geht den zeitgeschichtlichen Bezügen nach, an die die TZI gerade in Deutschland anknüpfen konnte und die vielleicht auch die besonders schnelle Verbreitung der TZI in Deutschland ein Stück weit erklären.

Im zweiten Kapitel stehen die Erinnerungen an die ersten Begegnungen unserer Gesprächspartner/innen mit der TZI im Mittelpunkt. Das Spektrum reicht von der Lektüre eines Fachartikels bis zu spirituell gedeuteten Workshop-Erfahrungen.

Im dritten Kapitel werden die persönlichen Begegnungen wiedergegeben, die für unsere Gesprächspartner/innen besonders von Bedeutung waren. Wir mussten eine Auswahl treffen und haben uns auf Beschreibungen von Begegnungen mit Ruth Cohn und Norman Liberman beschränkt.

Das vierte Kapitel zeichnet die Geschichte des Vereins nach, so, wie sie sich in den Gesprächen widerspiegelt.

Das fünfte Kapitel vermittelt einen Eindruck davon, wie unsere Gesprächspartner/innen sich die TZI angeeignet haben und wie sie selber TZI vermitteln bzw. vermittelt haben – was genau verstanden sie unter „Living Learning"?

Das sechste Kapitel beschäftigt sich mit den Fragen: Wie setzten unsere Gesprächspartner/innen TZI in ihrem jeweiligen Berufsfeld um? Wo fanden sie offene Türen vor, wo mussten sie gegen Widerstände kämpfen?

Die Auseinandersetzung mit der TZI ließ auch das private Leben nicht unberührt. Darum geht es im siebten Kapitel.

Einige unserer Gesprächspartner/innen erlebten in der TZI auch eine spirituelle Dimension und setzten sich explizit mit dem wahrgenommenen „Pantheismus" (d.h. der Auffassung, Gott sei in allen Dingen der Welt existent) von Ruth Cohn auseinander. Diesem Aspekt geben wir im achten Kapitel Raum.

Die Vermittlung der TZI in Ausbildungskursen hat sich seit den Anfängen vor vierzig Jahren deutlich verändert – zusammen mit den Bedürfnissen der Teilnehmenden und dem gesellschaftlichen Umfeld, in dem die TZI ihre Wirkung entfalten kann. Vor diesem Hintergrund werfen unsere Gesprächspartner/innen auch einen Blick in die Zukunft der TZI. Mit diesem neunten Kapitel endet unsere Auswertung von zwölf unterschiedlichen, interessanten Gesprächen.

Alle Kapitel haben wir im Projektteam gemeinsam konzipiert und diskutiert. Geschrieben haben wir sie jeweils allein oder zu zweit. Wir haben uns großzügig unsere Eigenheiten beim Denken und Schreiben gelassen. Unsere Leser/innen werden diese Unterschiede beim Lesen wahrnehmen und hoffentlich als belebende Vielfalt schätzen. Im Schlusskapitel nimmt jede/r von uns noch einmal persönlich Stellung zu diesem Projekt und zur TZI.

Die Kapitel lassen sich unabhängig voneinander lesen. Dafür haben wir in Kauf genommen, dass einige besonders prägnante Zitate wiederholt auftauchen. Die Zitatangaben jeweils am Ende kennzeichnen die Zeilennummer im Original. Ein Verzeichnis der Namenskürzel unserer Gesprächspartner/innen findet sich im Anhang.

▷ *Dank für die Unterstützung*

Wir vom Projektteam möchten uns herzlich bedanken:

Bei unseren Gesprächspartner/innen: Wir fühlen uns durch die Begegnung mit ihnen und die intensive Auseinandersetzung mit den Gesprächen bereichert. Was TZI sein und leisten kann und welche Wirkung TZI im eigenen Leben entfalten kann, dafür haben die Gespräche viele Perspektiven eröffnet. Unser Grundgefühl ist: Wir haben Schätze gehoben!

Beim (aktuellen und ehemaligen) Vorstand des RCI für TZI Rheinland/Westfalen: Hier ist schon vor längerer Zeit die Idee dieses Projektes geboren worden. Als wir uns dann im Frühjahr 2011 als Projektgruppe an die praktische Umsetzung gemacht haben, hat der Vorstand uns stets seine uneingeschränkte Unterstützung gegeben. Daran haben auch die personellen Neubesetzungen im Vorstand im Frühjahr 2013 nichts geändert. In besonderer Weise möchten wir uns bei Elisabeth Cartolaro und Manfred Strecker bedanken.

Bei unseren Partnern, Partnerinnen und Familien, die unseren ehrenamtlichen, zeitaufwändigen Einsatz für dieses Projekt unterstützt und uns immer wieder den Rücken dafür frei gehalten haben.

Wir wünschen uns, dass diese Publikation dazu beiträgt, dass uns die historischen Wurzeln der TZI bewusst bleiben und dass sie uns dazu anregt, uns für eine lebendige Zukunft der TZI einzusetzen.

Gesa Bertels, Dr. Katrin Hater, Dr. Markus Moog, Sabine Schlemmer
Im Sommer 2014

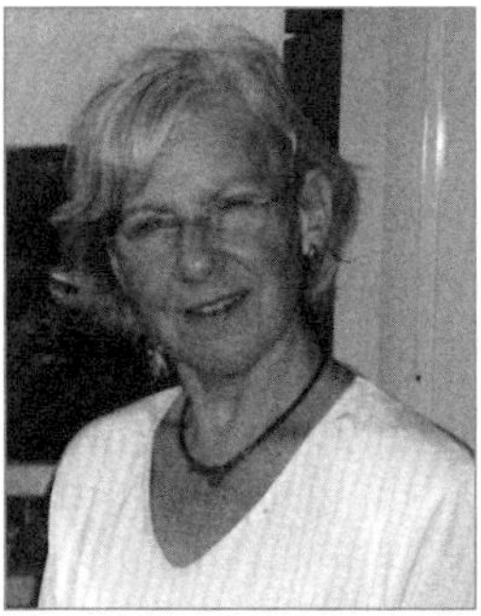

Prof. Dr. Martha Fehlker

geb. 1937
Studium Sozialarbeit, Heilpädagogik, Erziehungswissenschaften und Soziologie,
Professorin an der Katholischen Hochschule NRW, Abt. Münster
Graduierung: 1982

„Das pädagogische Konzept lässt Menschen zu Menschen werden und hilft, demokratisch miteinander umzugehen. Ich kenne keine Methode oder besser: keinen Ansatz - Methode ist mir zu wenig - ich kenne kein Gruppenkonzept, dass Menschen so umfassend sieht wie die TZI. Und deshalb wird es sich immer lohnen - lohnen ist gar kein richtiger Ausdruck - es ist eigentlich ein Gebot der Stunde, das zu wahren."

„Ich finde es wichtig, sich noch mehr mit dem Globe zu beschäftigen, nicht nur mit dem Innenglobe, sondern auch mit dem Außenglobe. Wie hängen Innen- und Außenglobe zusammen? Was macht der Außenglobe mit mir? Was ist das, was mich bewusst oder nicht bewusst ständig beeinflusst, attackiert? Oder: Was kann ich beeinflussen?"

1

„Ich habe gemerkt, dass man da nicht so leicht rauskommt aus einer Diktatur“

TZI als Antwort auf Fragen der Zeit

Ruth C. Cohn traf in den frühen 1970er Jahren besonders in Deutschland auf eine Szene aufgeschlossener psychoanalytischer, therapeutischer, theologischer und pädagogischer Fachkräfte. Was bewegte diese Menschen zu dieser Zeit? Welche „Anschlussstellen“ hatten sie für das, was Ruth Cohn zu geben und zu vermitteln hatte? In den Interviews werden vier große Themen deutlich:

1. Begegnung mit der eigenen nationalsozialistischen Vergangenheit,
2. Begegnung mit den persönlichen Traumata der ehemals als Juden verfolgten Lehrenden,
3. Anschluss an die Emanzipationsprozesse der Studentenbewegung,
4. Anschluss an internationale fachliche Standards.

▷ *1. Begegnung mit der eigenen NS-Vergangenheit*

Ruth Cohn wurde auch als eine aus der Emigration zurückgekehrte Jüdin wahrgenommen. Die Begegnung mit ihr wurde erlebt als Teil der Aufarbeitung der eigenen nationalsozialistischen Vergangenheit und ihrer Folgen in der Gegenwart für die „Täter-Generation“.

Dabei gilt, dass diejenigen unter unseren Gesprächspartner/innen, die im Nationalsozialismus bereits junge Erwachsene waren, Fronterfahrungen hatten, die ihre ersten Kinder vor 1945 geboren hatten, jeweils auch eine sehr eigenständige Geschichte der Verarbeitung haben, die mit dem Zusammenbruch des Nationalsozialismus beginnt und durch Ruth Cohn „nur" noch eine Aktualisierung erfährt.

Die jüngeren TZIler/innen beschreiben eher, wie froh sie waren zu erleben, dass eine gegenseitig wertschätzende, emotional offene Beziehung zwischen ihnen als Deutschen und den jüdischen Lehrenden möglich war.

Paul Matzdorf, 1925

„Ich bin mit 17 Jahren zwangsweise Soldat geworden. Ich bin Jahrgang 1925. Und aus der Gefangenschaft bin ich erst 1946 gekommen. (...) und habe DANN als Externer ein Abitur nachgemacht. Ich habe dann 1956 promoviert, so lange hat das gedauert, da war ich 29 oder 30. Das waren neun harte Jahre.
Meine Promotion, muss ich Ihnen sagen, habe ich unter Aspekten gemacht, die heute kein Mensch mehr versteht. (...) Das ist immer nur aus der Zeit zu verstehen. Von allen meinen Lehrern während der NS-Zeit und von allen Leuten, die Bildung eigentlich hätten haben müssen, war keiner in der Lage, ‚Mein Kampf' oder all diese Schriften richtig zu lesen. Denn was da drin steht, ist genau das, was passiert ist. Und ich war so radikal nach meiner Gefangenschaft und nach den Erlebnissen erst an der Ostfront und dann nachher in Frankreich, dass ich ein richtiger Radikalinski war, und meine Lehrer habe ich ALLE verachtet, erst mal. DIE haben mir ALLE was vorgemacht. Und von dort aus gab es einen ganz starken Druck bei mir: Ich möchte gerne so viel Wissen und Kompetenz und so viel innere Substanz haben, dass mir so etwas nicht passiert; das war für mein Studium viel wichtiger zu dem Zeitpunkt als ein Beruf.
(...) Und von dort her habe ich natürlich auch zu späterer Zeit diesen Impuls bei TZI gesehen. Für mich war das die Möglichkeit, FREIHEIT zu praktizieren. Es ging mir eigentlich nur um die Idee der Freiheit, die da drin war. Nämlich Freiheit für den anderen" (PM 30-31, 34-39, 49-57, 60-62).

Günter Hoppe, Jahrgang 1925

„Als der Krieg zu Ende war, wurden wir abgeholt, kamen dann nach Liverpool, wurden dann da mit Stockschlägen empfangen, denn

mittlerweile war bekannt geworden durch die KZ-Szene, was für eine schäbige Nation wir sind. Die waren sehr eingebildet, die Engländer. Na ja, ich wollte das erst gar nicht glauben.

Was wollten Sie nicht glauben?

Ich wurde von einem deutsch sprechenden, jüdischen Offizier verhört – das war ein sehr angenehmes Gespräch, muss ich sagen, aber ich mochte nicht einsehen, dass wir so etwas getan haben. Nicht wahr? Die Einsicht kam erst später, nachdem ich Fotos gesehen habe, nachdem ich Filme gesehen habe. Ich kam in ein Sonderlager zur weiteren Fortbildung, zur Demokratisierung. Man hat die jungen Akademiker und Abiturienten rausgesucht, die dann politisch geschult werden sollten und die konnten eigentlich auch das Abitur da nachmachen. (…) Also, das war eine schwierige Zeit, wo ich mich dem nicht mehr entziehen konnte, dass wir also alle eine so verkommene Gesellschaft waren. Das war schwer für mich einzusehen, auch als ich dann in der Soldatenzeitung gelesen habe, ‚Hitler ist manisch depressiv gewesen'. Da habe ich mich gefragt: Wie kann das sein, dass ein Irrsinniger uns so verführen kann? Das war die große Enttäuschung.

Ich hatte gedacht, ich hätte schon den Nationalsozialismus hinter mich gebracht, aber ich habe gemerkt, dass die Bindungen viel tiefer sitzen. Dass man da nicht so leicht rauskommt aus einer Diktatur. Aus welcher auch immer. Dass es nur geht, wenn man wirklich tiefer gräbt in der Seele. Und deswegen habe ich mich auch immer mehr für die Tiefenpsychologie interessiert.

Der Kampf (im Sinne des christlichen Liebesgebots, Anm. d. Verf.) geht weiter. (...) Für mich ist also die TZI eine humanistische Bewegung" (GH 273-295, 306-308).

Anita Ockel, Jahrgang 1923

„Ruth war jüdisch. Wir waren evangelisch oder katholisch. Wir waren froh, dass wir Ruth als Jüdin akzeptierten. Schließlich hatten wir ja nun gerade das Gegenteil erlebt" (AO 327-329).

Rena Krebs, Jahrgang 1932

„Ich bin ja am Ende des Krieges 13 Jahre alt gewesen. Ich kannte nur, dass mir, sobald ich eine Grenze ins Ausland überschreite, erst einmal

vergeben werden musste, dass ich eine Deutsche war. Wo immer ich hinkam nach dem Krieg, nach Frankreich, England, Spanien – immer musste mir vergeben werden, dass ich eine Deutsche war. Wenn mich jemand sympathisch fand, musste er mich erst quasi als Nicht-Deutsche umdefinieren: Du bist nicht typisch deutsch, wurde mir dann gesagt. Ich habe das auch so angenommen, fühlte mich mitschuldig für mein Land. (...) Dann kamen zu uns die amerikanischen Freunde von Ruth als Trainer: Norman Liberman, Vin Rosenthal, Yitzchak Zieman, Elisabeth Tomalin und andere. Da war es für uns ganz klar, dass das auch eine Ehre ist für uns als Deutsche und ein Angebot zur Versöhnung. Für mich ist es schon etwas Besonderes, dass meine Lehrerin eine Jüdin war. Das ist für mich etwas sehr Gutes“ (RK 242-247, 236-240).

Es entsteht der Eindruck, dass die TZI als Haltung und Methode diejenigen ansprach und mächtig beflügelte, die sich bereits auf den Weg gemacht hatten und die in der kritischen Auseinandersetzung mit autoritären Strukturen, in der Überwindung der eigenen Abhängigkeit von Autoritäten den wirksamsten Schutz vor einer Wiederkehr des Faschismus sahen.

▷ 2. Begegnung mit den Traumata der ehemals als Juden verfolgten Lehrenden

Ruth Cohn und die Kolleg/innen, die mit ihr aus den USA nach Europa gekommen waren, ließen teilhaben an ihrer Aufarbeitung der traumatischen Erfahrungen als Opfer des Nationalsozialismus. Insbesondere für die erste Zeit von Ruth Cohn und ihren Kolleg/innen in Europa wird berichtet, dass es in den Kursen immer wieder Situationen gegeben habe, in denen sie bei den Teilnehmenden nationalsozialistische Verhaltensmuster, Gesichts- oder Wesenszüge zu erkennen glaubten und dies provokativ zur Sprache brachten.[2]

[2] *Ebenfalls aus der ersten Zeit in Europa wird eine Geschichte erzählt, in der Ruth Cohn ganz explizit den Beweis von Widerstandsbereitschaft heute einfordert. Rose Renner erinnert sich an eine Begegnung mit Ruth Cohn bei einem Intensiv-Kurs zum Kennenlernen der*

Angelika Rubner, Jahrgang 1943

„Den Zusammenhang zwischen der TZI und der Auseinandersetzung mit der Nazivergangenheit in Deutschland mache ich an Elisabeth Tomalin fest. Sie war Jüdin und muss Schlimmes mitgemacht haben im ‚Dritten Reich'. Es war erstaunlich, dass sie wieder nach Deutschland kam und dann auch Kurse hielt. Ich habe bei ihr keinen Kurs besucht, aber wir waren einmal zusammen in einem Workshop. Und da war ich sehr betroffen, wie sie auf die Deutschen reagiert hat - ich würde sagen, verständlicherweise. Man musste sehr aufpassen, dass man nicht irgendwas sagte, das sie verletzte. Also das ist meine ganz persönliche Erfahrung, wie die Vergangenheit in die Gegenwart hineinwirkte" (AR 342-348).

Bernhard Honsel, Jahrgang 1925

„Direkt war hingegen die Auseinandersetzung mit Elisabeth Tomalin. Wir haben auch mit ihr gearbeitet. Elisabeth hat mir mal gesagt, dass ich bei einem früheren gemeinsamen Kurs in Alt-Hamburg durch mein Erscheinungsbild bei ihr eine Übertragung ausgelöst hätte. Sie hätte mich für den typischen Deutschen gehalten. Und sie hätte mich dann ja anders kennengelernt. Aber dass sie das gesagt hat, das fand ich sehr gut" (BH 264-268).

Anita Ockel, Jahrgang 1923

„Wir wurden immer zugewandter, obwohl sie furchtbar mit uns wegen den Nazis schimpfte. Sie war ja Jüdin und musste Berlin verlassen, ist erst in die Schweiz und dann nach Amerika, hat dort ein Institut aufgebaut. Jetzt war sie zurückgekommen und hat uns alle ausgeschimpft,

---

TZI auf den Lindauer Therapiewochen 1972. In der Mittagspause hatte sie zufällig Ruth Cohn in der Stadt getroffen. Diese sprach sie an: „‚Du bist doch in meinem Kurs?' Und als ich es bejahe, sagt sie weiter: ‚Hast du die Hitler-Büste im Antiquitätenladen schon entdeckt?' ‚Nein!' ‚Dann komm mit, ich will sie dir zeigen.'" Sie gehen gemeinsam zu dem Geschäft und da ist tatsächlich eine kleine Hitler-Büste aus Bronze. „‚Empörung, Entsetzen, Hilflosigkeit und Scham erfassen mich. Dazwischen höre ich Ruths Stimme zu mir sagen: ‚Was willst du jetzt tun?' Diese Herausforderung trifft mich existentiell." (zit. nach: Rose Renner (2002), Die Frau im lila Cape. Meine erste Begegnung mit Ruth C. Cohn. In: Themenzentrierte Interaktion 16, Sonderheft Ruth C. Cohn, S. 45-47, hier S. 46).

obwohl wir bei der Machtergreifung alle Kinder waren. Wir waren in der Pubertät, als der Krieg anfing. Das war böse, fand ich.
Das muss ich einfach auch erzählen: Am Anfang hat sie einen jungen, blonden, blauäugigen Mann verfolgt, dem ist es sehr schlecht gegangen. Dem hat sie gesagt: Wenn Du bei Hitler gewesen wärst, wärst Du auch so ein blonder Junge geworden. Aber das hat sich gegeben. Ich glaube, später hat sie es nicht mehr gemacht. Nur beim ersten Mal. Wir waren sehr betroffen" (AO 29-38).

Andere Gesprächspartner/innen berichten davon, dass das vermutete Fortdauern nationalsozialistischer Denk- und Verhaltensmuster bei den Teilnehmenden eher vorsichtig angesprochen und der Reflexion zugänglich gemacht wurde. Dabei wurde sorgfältig darauf geachtet, zwischen einer Kritik an der Person und einer Kritik am Verhalten zu unterscheiden.

„*Aber es kann sein, dass im Kurs irgendeiner war, der (...) einen Drall hatte. Und man vermutet, (...) da liegen möglicherweise Muster (nationalsozialistischen Denkens, Anm. d. Verf.) vor. Aber es wurde auch nicht unbedingt direkt angesprochen oder aufgeklärt. Sondern höchstens gesagt: ‚Wir stellen in der nächsten Sitzung das und das Thema zur Diskussion.' So, dass die Situation zum Gespräch da ist. Aber ich muss immer wieder betonen, das wäre kein Grund jetzt, den anderen als Person negativ zu beurteilen. Wenn das kommt, steige ich aus. Mache ich nicht gerne mit*" (PM 286-282).

„*Und dann haben wir auch einmal in einer Sequenz bei Ruth darüber gesprochen. Das wurde ausgelöst durch einen Schweizer, der sagte, die Deutschen dominieren im RCI genauso wie im ‚Dritten Reich'. Natürlich ist die deutsche Sektion die größte, und da gab es Ängste bei den kleineren Sektionen, Schweiz und Holland, dass die Deutschen alles an sich reißen. Ich kann mich gut an die Sitzung erinnern, in der es um dieses Thema ging. Ruth, die ja selbst betroffen war, hat das sehr gut aufgegriffen. Sie hat unterschieden zwischen den Menschen, die jetzt hier sitzen und die keine persönliche Schuld trifft, und den Verbrechen des Nationalsozialismus. Das war immer einmal wieder Thema, denn diese sind ja unser aller Geschichte"* (AR 349-355).

Außerhalb der Kurse, im Rahmen einer freundschaftlichen Beziehung, kommt es für einen unserer Gesprächspartner zu einem fundamentalen Lernprozess, Anteil nehmen und mittragen zu dürfen, wie Ruth Cohn sich mit ihrer eigenen Vergangenheit in Berlin konfrontiert.

„Es gab eine Vollversammlung von WILL-Europa, die war in Berlin. Ich kann mich noch erinnern an die Gespräche vorher. Ruth war im Zweifel, ob sie nach Berlin gehen wollte, denn Berlin war ja ihr Zuhause gewesen, und dort hat sie all das erlebt. Aber IN Berlin ist sie dann auch dorthin gegangen, wo sie gewohnt hat, und ich bin mit ihr gegangen. Sie hatte mich darum gebeten, weil zu all dem Wissen und zu der Reflektion über das, was passiert war in diesem ‚tausendjährigen Reich', ihre persönliche Erfahrung kam und dieses persönliche Gefühl und das Erlebte. Ich würde es heute so sagen: Es gibt Situationen, sehr schwierige Situationen, von denen ich glaube, dass ich da Einsicht habe oder dass ich sie durchschaue. Aber de facto läuft mir dann, wenn es eine schwierige Situation war, mein Gefühl hinterher. Ja? Das heißt, die Einsicht, das Durchschauen, das Wissen ist das eine, ist auch mit einem Gefühl verbunden. Und trotzdem löst sich nicht automatisch das auf, was im Körper, in der Seele, im Gefühl sitzt. Das braucht eine andere Zeit als die Reflexion" (PM 244-254).

„Sie kam zurück. Und es war klar, dass das für sie selber ein riesiges Minenfeld zunächst einmal war und dass sie aber trotzdem hier geblieben ist. (...) Es gab schon einiges, wo klar war, dass wir aus verschiedenen Welten kommen und doch wieder zusammenkommen könnten Dann kamen zu uns die amerikanischen Freunde von Ruth als Trainer: Norman Liberman, Vin Rosenthal, Yitzchak Zieman, Elisabeth Tomalin und andere. Da war es für uns ganz klar, dass das auch eine Ehre ist für uns als Deutsche und ein Angebot zur Versöhnung" (RK 232-239).

Insgesamt lässt sich feststellen, dass das nationalsozialistische Erbe in den Biografien derer, die sich in den Kursen begegneten, dann eine Rolle spielte, wenn und soweit es im Hier und Jetzt der Kurse aktuell wurde. Eine Aufarbeitung dieses Erbes war, so der durchgängige Eindruck aus den Gesprächen, nicht das zentrale Thema der TZI oder das zentrale Anliegen von Ruth Cohn.

Sehr viel aktueller scheinen damals die beiden anderen zeitgeschichtlichen Anknüpfungspunkte gewesen zu sein: persönliche Befreiung und fachlicher Anschluss an die internationale Entwicklung. Beides hatte natürlich ebenfalls einen expliziten Bezug zur kritischen Auseinandersetzung mit dem Nationalsozialismus.

▷ 3. Anschluss an die Emanzipationsprozesse der Studentenbewegung

Seit Mitte der 1960er Jahre hatte die Studentenbewegung sich mit der Täter-Generation kritisch, emotional und anklagend auseinander gesetzt. Sie hatte den Nationalsozialismus auf die Tagesordnung der öffentlichen Debatte gesetzt. Zugleich hatte sie die Mittel propagiert, mit denen die Widerstandsfähigkeit gegen den Faschismus gestärkt werden müsse: die Überwindung autoritärer Strukturen auf allen Ebenen der Gesellschaft, von der individuellen Emanzipation und „Stärkung der kritischen Ich-Leistung" (Mitscherlich, zit. nach Freimüller, 2011) über die antiautoritäre Erziehung, die Demokratisierung der Hochschulen bis zur „Humanisierung der Arbeit". Unsere Interviewpartner/innen waren teils als Lehrer/innen und Hochschullehrer/innen betroffen von der Studentenbewegung, teils waren sie als Studierende und junge Hochschuldozentinnen und -dozenten Protagonisten dieser Bewegung. In beiden Perspektiven wurden TZI-Kurse ganz wesentlich als Orte der persönlichen Befreiung aus autoritären oder auch nur konventionellen Verhärtungen erlebt.

> *„Ich habe zwei Töchter, die waren damals bei den 68ern. Mein Mann und ich haben als Eltern furchtbar gelitten. Ich fragte meine Tochter z.B., ob sie mit „Trau keinem über 30" auch uns meinen würde. Sie sagte, das täte ihr ja leid, aber da müssten wir auch dran glauben. Es war sehr schlimm. Mein Mann ist hier beim Institut Psychoanalytiker*

und Psychiater gewesen. Ich habe da auch zeitweise als Psychoanalytikerin und Kinderärztin gearbeitet, und dennoch haben wir beide nicht gewusst, was wir machen sollen. Auch unsere Studenten haben gegen uns gemeutert."
„Bei Hitler war das anders. Bei Hitler liebte man seinen Körper nicht, nur den Kopf. Der Körper musste leisten. Wir haben viele Leistungssachen gemacht, Schwimmen und so. Und als ich das erste Mal ins Wasser gegangen bin ohne Leistungsdruck, habe ich Angst bekommen. ... Im ‚Dritten Reich' haben wir ja keine Gefühle mehr gehabt. Wir haben funktioniert. Wir hatten nur noch den Kopf. Da haben auch meine Kinder drunter gelitten. Wir mussten die Demokratie erst lernen, und auch Gefühle. Ich sehe mich noch in einer Gruppe, weinend, und da bekomme ich ein Taschentuch gereicht. Das vergesse ich nie. Ich bekam ein Taschentuch gereicht und konnte weiter weinen. So war das eben, wenn man so eine Vorgeschichte hat. Etwas Himmlisches war Ruth Cohn für uns. Sie hat uns rausgeholt aus dem ‚Dritten Reich'. Die Ältesten von uns, die noch da sind, haben das ja voll erlebt, mit allem Schlimmen. Das verbindet uns."
„Da war ich auch noch sehr männerhörig. Mein Gott, ich habe die ersten Kurse immer mit einem Mann geleitet. Die wollten ja auch gerne mit einer Frau. Eine Gruppenfrau sagte mal: ‚Du schaust immer aus dem Fenster des Turmes freundlich runter.' Das gab mir eine gehörige Ohrfeige. Ich war immer männerhörig. Ich war ja auch noch verheiratet. Als ich geheiratet habe, habe ich noch Tagebuch geschrieben. Da steht drin: ‚Jetzt muss ich die Hälfte an Helmut abgeben.' Das kann ich kaum mehr lesen. Aber es steht drin. Es war ein langer Prozess, bis ich selbständig wurde und mich emanzipiert habe – und Helmut auch. Diese ganze Emanzipation habe ich mit Ruth erlebt und für mich mitgestaltet. Ruth war ja schon emanzipiert, aber wir waren es nicht. Jedenfalls nicht die Verheirateten. Die haben das dann auch erst gelernt. Wir hatten viel Grund, zu Ruth zu kommen. Das ist heute doch anders."
„Es war so eine Aufbruchsituation für uns, 1968/69. Vor allem für die jungen Leute, und wir waren angesteckt. Wir sagten, wir wollen auch endlich mal selber dran sein, keine Eltern mehr sein. Das war, glaube ich, der Hauptgrund" (AO 11-17, 146-148, 161-168, 354-364, 376-378).

„Es war mitten in der Studentenbewegungszeit, wo ich abweichend von meinem Fach drei, vier Jahre lang, veranlasst durch die Studentenbewegung, fast nur Politologie, Soziologie, Marxismus studiert und für mich erworben hatte, weil es das bis dahin nicht gab. Dann hatte ich eines Tages das Gefühl und sagte das auch zu einem Kollegen: ‚Ich weiß jetzt alles über Akkumulation des Kapitals und Probleme des Kapitalismus, aber wie es in einem Studenten aussieht, wie man den Stoff, den wir machen, am besten Studenten lehrt, das weiß ich nicht.‘ Dieser Kollege wusste: ‚Da gibt´s so eine alte Frau, eine deutsche Jüdin, die kommt jedes Jahr hier rüber aus Amerika und die macht so etwas.‘ Ich habe in aller Naivität gesagt: ‚Das ist es, da geh ich hin.‘“ (MK 4-12).

„Meine TZI-Ausbildung verlief parallel zu meiner eigenen Analyse. Beides waren emanzipatorische Prozesse. Es gab in der Nachachtundsechziger-Zeit auch einen Zusammenhang mit dem damaligen gesellschaftlichen Wandel, der Auseinandersetzung mit Autoritäten und mit den gesellschaftlichen und politischen Strömungen. Ich war von meiner Erziehung her eigentlich eher zur Anpassung erzogen. Und von der TZI ging für mich der Impuls aus: ‚Schau, was du wirklich willst (…) Blick nach innen, blick nach außen, und entscheide, was du tun willst.‘ (…) Dadurch war ich viel mehr gezwungen, noch mal zu gucken, was ich eigentlich will und was in der momentanen Situation notwendig ist. (...)
Ich fand es sehr prickelnd damals in den Ausbildungskursen, es waren die Jahre nach 1968, es war in vielerlei Hinsicht eine Aufbruchszeit. Zum Beispiel spielte das Mann-Frau-Thema in jedem Kurs eine große Rolle (…) Auch die vorher so tabuisierte Erotik spielte eine große Rolle damals“ (AR 140-145, 147-148, 328-329, 331).

„’Was du denkst, weiß ich. Was du fühlst, das wüsste ich auch gerne,’ hat Dietrich Stollberg damals zu mir gesagt. Etwas über mich zu sagen, bedeutet mehr als zu sagen, ich meine oder ich mache das und das in dieser Situation. Ich bin nicht nur kopf- und sachgesteuert. Für mich war es wichtig, meine Gefühle überhaupt erst einmal wahrzunehmen, sie zuzulassen: ob da ein Ärger ist auf jemanden, ob da eine Vorliebe

für jemanden ist, bis zu einem erotischen Wunsch, den ich eventuell sogar äußern darf. Neu war für mich, dass dies in TZI-Kursen sogar erwünscht war" (DR 11-16).

„Ich hatte eine bestimmte Scheu und fragte mich, kann ich da mein Profil verlieren? Und dann, auf einmal dieses Erlebnis, dass ich eigentlich doch ganz normal bin im Umgang mit den Leuten. Ich brauchte keine Etikette vorzuhalten. Das war weg" (PM 119-123).

Für alle Gesprächspartner/innen war die Begegnung mit der TZI eine fundamentale Erfahrung persönlicher, emotionaler Befreiung und Emanzipation aus Konventionen, Abhängigkeiten oder zumindest ein ausgesprochen gutes Werkzeug im Kampf gegen autoritäre Strukturen.

▷ 4. Anschluss an internationale fachliche Standards

Fachlich suchten unsere Gesprächspartner/innen nach Anschluss an neue, internationale Entwicklungen. Pädagogik, Didaktik, Psychotherapie, Organisationsentwicklung, Soziale Arbeit – für alle diese Berufsgruppen war die fachliche Weiterentwicklung 1933 abgebrochen, der Wiederanschluss nach 1945 längst nicht abgeschlossen.[3] Eine Gesprächspartnerin bezeichnet diesen Aspekt der TZI als „Reeducation".[4] Sie beschreibt mit diesem Begriff den aktiven Wissenstransfer vor allem durch amerikanische Wissenschaftler/innen, Therapeutinnen und Therapeuten, mit dem die deutschen Kolleginnen und Kollegen den Anschluss an internationale Standards wiedergewinnen konnten. Ruth Cohn und ihre amerikanischen Kolleginnen und Kollegen wurden in diesen Kontext eingeordnet und geschätzt.

---

[3] Z.B. tagte der Internationale Kongress der Psychoanalytiker erst 1985 zum ersten Mal wieder in Deutschland.

[4] Sie verbinden also ihre Lernprozesse und Suchbewegungen Anfang der siebziger Jahre mit dem Umerziehungsprogramm, das die westlichen Besatzung über einen relativ kurzen Zeitraum 1945 bis 1949 in den westlichen Besatzungszonen durchführten, um die „Diktatur in den Köpfen" zu überwinden und die Deutschen zur Demokratie zu befähigen.

„Am Anfang der Entwicklung der TZI war da sehr vieles anders als heute. Die Demokratisierung als Lernprogramm – Reeducation – kam von Amerika rüber. (…) Ruth Cohn kam ja auch aus den USA. Und die hatte noch einmal einen ganz anderen Ansatz der Demokratisierung. (…) Wenn der Globe thematisiert wird, ganz gleich welcher Aspekt, dann merkst du, wie er sich spiegelt im Inneren, wie er dein Leben auch in vielerlei Hinsicht steuert. Und dann kommst du erst auf die Fragen: ‚Wo nehme ich Einfluss? Wo werde ich beeinflusst? Wie kann ich achtsam bleiben für den Erhalt der Würde der Menschen und die Wahrung der Menschenrechte?'" (MF 269-270, 272-277)

„(...) ich habe mich aus meiner pädagogischen Praxis heraus gefragt: Wo gibt es eine Pädagogik, eine Didaktik, eine Methodik, die den anderen so einbezieht, wie ich es mir zwar vorstellte, aber in meinem eigenen Studium nicht erfahren und auch nicht gelernt habe? Bevor ich TZI kannte, hatte ich mich schon mit Paolo Freire beschäftigt und der Reformpädagogik. Mich hat DAS interessiert, was MIR für MEINE Arbeit mit den Menschen hilft. Ich habe damals ein Seminar gemacht, da ging es um progressive pädagogische Ansätze. Und da habe ich auch in der ausländischen Literatur (…) geguckt, wo gibt es da solche Ansätze? Denn im Grunde genommen ist ja die pädagogische Entwicklung in Deutschland 1933 abgeschnitten worden. Und ALLES, was sich weiterentwickelt hat, hat sich woanders entwickelt, in Amerika und sonst wo, aber nicht in Deutschland. Also habe ich auch ausländische Literatur gesucht, und da fiel mir ein Artikel von Ruth Cohn in die Hand, in Englisch. Ja gut, meine Englischkenntnisse nach dem Krieg und all den Dingen, die waren sagen wir mal, mittelmäßig, aber den Aufsatz habe ich für das Seminar übersetzt und dann zur Diskussion gestellt, wie man das in Seminaren macht. Das war mein erster Berührungspunkt. (...)
Das war in den siebziger Jahren, (…) und durch diese Analysen des Textes habe ich eine ganze Menge Ideen gefunden, die mit dem, was ich bis dorthin an progressiver Pädagogik versucht hatte, übereinstimmten. Das ist eine dolle Geschichte" (PM 4-24).

„Als ich dann zurückkam an die Schule, hatte ich für mich gewonnen: eine veränderte Haltung, eine Haltung, die viel stärker als vorher

von Kooperation, von Respekt, von der humanistischen Psychologie geprägt war. Diese TZI-Haltung gegenüber den Schülern hat meinen Zugang zu ihnen und den Umgang mit ihnen sehr verbessert und auch den Umgang und Zugang zu den Kollegen" (MM 98-101).

„Ich hatte mit Ruth, mit der ich damals wiederholt Seminare vor allem mit dem Vorstand des Otto-Versands leitete, viele Grundsatzdiskussionen, besonders zu dem Thema: ‚Wie können wir die Arbeitswelt humaner und effizienter gestalten, und inwieweit kann TZI dabei hilfreich sein?' Wie gesagt, fiel das in die Zeit, in der die Humanisierung des Arbeitslebens eine Art bundesrepublikanisches Projekt zu sein schien. Sind Humanität und Effektivität, Mitarbeiterbeteiligung und Hierarchie, Partizipation und Verfügungsmacht nicht unauflösliche Widersprüche, die man allenfalls ein wenig besänftigen oder glätten, aber nicht in sinnvoller Kooperation verbinden kann? Für Ruth und mich war die Frage des natürlichen Umgangs mit Macht in unserer Arbeit mit Managern und Mitarbeitern immer wieder eine Herausforderung. (...)
Wir waren damals wie eine große Familie von Pionieren, die sich mit Überzeugung und Engagement in noch unbekanntes gesellschaftliches Gelände aufmachten, um es für und mit TZI urbar zu machen. Da gab es nächtelange Diskussionen über die Sinnhaftigkeit unseres Tuns und Lebens. Dazu gehörte natürlich besonders bei den Deutschen, teilweise auch bei den Schweizern, das ganze Thema ‚Drittes Reich', die Folgen und der Imperativ ‚Nie wieder' und die Frage, wie und mit wem und womit wir in unseren Gesellschaften, Institutionen, Organisationen und Unternehmen mit TZI auch ‚gesellschaftstherapeutisch' wirksam werden könnten" (UH 124-132, 202-209).

„Ruth Cohn hat sich damals gefragt, was die Menschen eigentlich brauchen, damit es ihnen besser oder gut geht. Es war immer noch die Nachkriegszeit. Ruth Cohn hatte kein Konzept, die Welt zu beglücken. Sie ist gekommen und hat gesehen, gefragt, gefühlt, erlebt und auch gespürt, dass etwas fehlt, das sie geben könnte. Aus diesem Erleben entstand aus meiner Sicht ihr Anliegen, die TZI zu entwickeln und zu lehren" (BL 19-24).

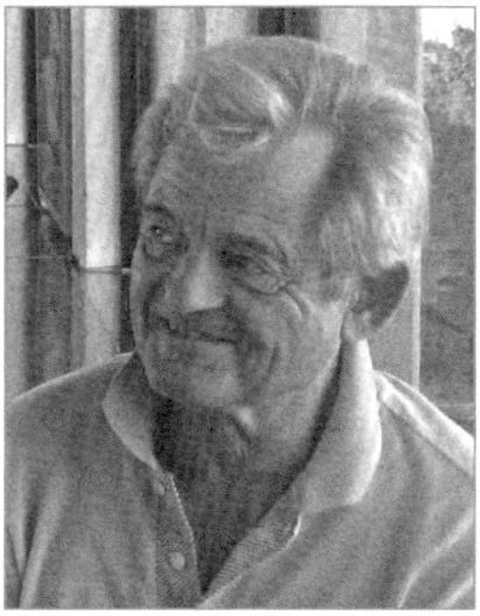

Ulrich Hage

geb. 1938
Studium der Sozialpädagogik und Sozialpsychologie
Personal- und Organisationsentwickler in einem Wirtschaftsunternehmen
Graduierung: 1974

„Mein Anliegen war es von Anfang an, das Personen und Strukturen verändernde Potential der TZI über die betriebliche Personal- und Organisationsentwicklung und das Unternehmen hinaus in die Öffentlichkeit der gesellschaftlich und politisch relevanten Institutionen und Organisationen zu tragen."

Bernhard Honsel

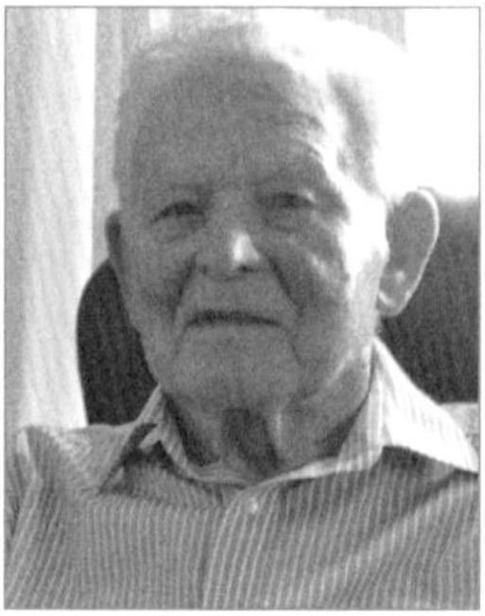

geb. 1925, gest. 2013
Studium der Philosophie und Katholischen Theologie
Katholischer Priester, Berater in Ehe-, Familien- und Lebensfragen, Supervisor
Graduierung: 1982

„Meine Arbeit mit TZI geschah vor allem auf vier Ebenen:
1.Pastoralkonferenz
2.Pfarrgemeinde
3.Beratung und Sozialarbeit
4.Wissenschaftliches Arbeiten und pastorale Praxis“

„Langsam hat sich der Geist der TZI, der meines Erachtens einen Kerngedanken des Evangeliums ausdrückt, immer weiter ausgebreitet. Das offene Klima und die neu gewonnenen Fähigkeiten vieler Gemeindemitglieder wirkten sich deutlich wahrnehmbar im Klima und der Gestaltung des Gottesdienstes aus. Kinder, Jugendliche und Erwachsene wurden in die Vorbereitung mit einbezogen und gaben selbst Glaubenszeugnisse aus der Erfahrung ihres Lebens.“

„Wir waren damals wie eine große Familie von Pionieren, die sich mit Überzeugung und Engagement in noch unbekanntes gesellschaftliches Gelände aufmachten, um es für und mit TZI urbar zu machen.“

2

„Und dann kam plötzlich die TZI daher"

Erste Begegnungen mit der Themenzentrierten Interaktion (TZI)

Am Anfang steht die erste Begegnung: bei einem TZI-Kurs, einem Kongress oder einer Tagung, durch Hörensagen von Bekannten oder Freunden, beim Lesen von Büchern und Artikeln. Unterschiedliche Vorgeschichten und Suchbewegungen gehen voraus: Für Günter Hoppe beginnt sein Weg zur TZI bereits am ersten Lebenstag: Das Krankenhaus, in dem er geboren wurde, bedarf der Humanisierung, und er protestiert im Rahmen seiner damaligen Möglichkeiten. Manche bringen Ausbildungen in anderen Gruppenverfahren mit wie Martha Fehlker als Gruppendynamikerin, sie haben eine psychotherapeutische Ausbildung begonnen wie Angelika Rubner oder bereits abgeschlossen wie Anita Ockel. Bernhard Honsel liegt die Umsetzung des zweiten Vatikanischen Konzils in seiner Gemeinde am Herzen (vgl. BH 9-31, 89-95), Dietrich Redecker eine zeitgemäße Form der Weiterbildungsarbeit (vgl. DR 6-19, 30-40). Einige sind auf der Suche nach (reform-)pädagogischen Ansätzen, Paul Matzdorf und Matthias Kroeger für ihre Arbeit als Hochschullehrer, Marga Müller-Mehring für ihre Arbeit als Gymnasiallehrerin (vgl. MM 63-69, 74-84). Persönliche Profile, aber auch gesellschaftliche Umbrüche in verschiedenen Lebensbereichen werden in den Erzählungen lebendig – Lebens- und Zeitgeschichte.

Am Beginn steht oft ein professionelles Interesse. Barbara Langmaack und Ulrich Hage entdecken die TZI im Zusammenhang mit ihrer Arbeit beim Otto-Versand (vgl. BL 45-72, UH 27-49). Für Rena Krebs geht es sogar um eine Berufsausbildung, mit der ein Wiedereinstieg in den Beruf nach langjähriger Familienarbeit gelingt. Die meisten erleben dann aber schnell, dass die TZI ihnen auch persönliche Entwicklungsmöglichkeiten bietet. Auffällig ist, dass bei vielen das ursprüngliche professionelle Interesse zunächst in den Hintergrund tritt. Eine ganze Reihe unserer Gesprächspartner/innen scheinen bei der TZI(-Ausbildung) etwas gefunden zu haben, das sie zunächst so gar nicht (bewusst) suchten.

Und weil die erste Begegnung der Beginn eines Weges ist, kommt von hier aus auch zumindest in Umrissen der rote Faden des eigenen Lebens mit der TZI in den Blick: Was ist das Anziehende an der TZI in der ersten Begegnung, das weiter wirkt? Gibt es etwas, das alle gleichermaßen anzieht? Der Versuch einer Antwort: Unsere Gesprächspartner/innen erleben TZI einerseits als Chance, sich von Zwängen zu befreien, andererseits als Unterstützung dabei, miteinander in verschiedenen Kontexten von gleich zu gleich umzugehen. Das Faszinierende dabei ist, dass persönliche Emanzipation und gesellschaftliche Demokratisierung nicht nur theoretisch erörtert und eingefordert, sondern erlebt und gelebt werden – lebendiges Lernen.

Angelika Rubner:

> *„Ich habe Ruth Cohn 1970 anlässlich der Lindauer Psychotherapiewochen kennen gelernt. (...) Ich kam damals gerade frisch von der Universität, war 24 und hatte ein halbes Jahr vorher meine erste Stelle (...) angetreten. (...) Ruth Cohn und die Themenzentrierte Interaktion waren damals in Deutschland noch fast völlig unbekannt. (...) Damals fanden die Lindauer Psychotherapiewochen im Stadttheater von Lindau statt, das ungefähr fünf- bis sechshundert Leute fasst. Dort wurde uns Ruth Cohn angekündigt (...). Anschließend sagte sie: ‚Bevor ich jetzt über meine Methode rede, will ich sie demonstrieren.' (...) Oben auf der Bühne saßen sechs, sieben Leute, vielleicht auch mehr, und die Ruth leitete die Sitzung mit einem Thema, das mich so beeindruckt hat, dass ich es immer noch weiß: ‚Wie habe ich lernen gelernt?' Das passt natürlich gut zur TZI, und sie hat sehr pointiert die TZI-Elemente demonstriert. Das war schon sehr eindrucksvoll.*
>
> *Dann hat sie sich an uns gewendet und gesagt: ‚Jetzt bildet Kleingruppen und tauscht euch (...) aus zum Thema: Wie habe ich lernen gelernt?' Davon war ich wirklich beeindruckt. Das war damals sensationell, inzwischen ist es altbekannt. Das Publikum bestand – zumindest kam es mir damals so vor – aus lauter alten, ein wenig dogmatischen Analytikern. Ich war so jung und alle kamen mir uralt vor, und sie*

waren es auch zum Teil wirklich – alle mit Krawatte und Anzug. Kein Mensch reagierte, wir saßen wie vom Donner gerührt, niemand machte Anstalten, irgendetwas zu tun.
Ich weiß nicht mehr genau, wie Ruth es dann letztlich doch geschafft hat, uns in Bewegung zu bringen. Ihre Persönlichkeit spielte dabei sicher eine Rolle. Sie hatte wirklich Charisma. (...) Jedenfalls schaffte sie es irgendwie, dieses völlig verdutzte Publikum dazu zu bringen, sich auszutauschen. Und binnen kurzem war das erst schweigend und konsumierend dasitzende Publikum wie ein Bienenschwarm. (...)
Ruth Cohn hat mich sehr beeindruckt in ihrer ganzen Persönlichkeit. Sie fiel so aus dem Rahmen der üblichen Referenten, die in Lindau waren. Sie hat mich richtig fasziniert. (...) Im Kurs waren damals nur etwa zwölf Leute, von denen Elfie Stollberg und ich am jüngsten waren. Die anderen waren fast alle Analytiker/innen: Annelise Heigl-Evers, eine bekannte Gruppenanalytikerin mit ihrem Mann, die Walkas und Mortimer und Charlotte Ruckdeschl (...). Ruth hat keine Theorien zugelassen, da war sie ganz konsequent. Walter Schindler, ein bekannter Gruppenanalytiker aus London, wollte etwas mitschreiben. Da hat sie ihn sofort angefaucht, er soll das Schreibzeug wegtun. Er hat das dann auch ganz brav getan.
Ich fand es unheimlich spannend, mit Leuten, die ich von der Literatur her kannte, in einer Gruppe zu sitzen, aber vor allem war ich beeindruckt von der Ruth. Für mich selber war das, auf der persönlichen Ebene, fast wie eine Erleuchtung, diese beiden Regeln, ‚Sei deine eigene Chairperson' und ‚Störungen haben Vorrang'. Ich war tendenziell genau entgegengesetzt erzogen worden: ‚Nimm dich nicht wichtig, nimm dich zurück und, wenn dich etwas irritiert, dann halt deinen Mund.' Und plötzlich sagte die Ruth: ‚Es ist wichtig, was du hier zu sagen hast.' Ich war ein bisschen verschreckt, habe mich fast überhaupt nicht getraut, mich zu Wort zu melden, und plötzlich sagt sie: ‚Es ist wichtig und für uns alle interessant', endlich durfte ich das, was ich nie gedurft habe. Und das sagte mir eine Person, die ich auch sehr idealisiert und bewundert habe, die eine Autoritätsperson für mich war.
Meine Interessen haben sich dann zunächst ein bisschen verschoben. Aufgrund meiner persönlichen Erfahrung wollte ich erst einmal etwas

über mich lernen. Die Methode war mir nicht mehr so wichtig wie zunächst, als ich lernen wollte, Gruppen zu leiten" (AR 5-84).

Anita Ockel:

„Und dann kam Ruth Cohn. Sie war auf einem Kongress. Mein Mann Helmut sagte anschließend, es gäbe einen Kurs in Frankfurt, und wenn ich wollte, könnte ich dahin. Wir haben uns immer abgewechselt. Da habe ich mich angemeldet, vor allem deswegen, weil Ruth Cohn schon ihre Fühler ausgestreckt hatte nach Männern mit Instituten. Wir waren in dem Kurs nur Analytiker. Sie hat sich Sorgen gemacht, ob das gut geht. Der erste Kurs in Deutschland. Und wir waren voller Widerstand. Ruth Cohn hat immer am Anfang einer Stunde ein Thema gebracht. Zum Beispiel, das habe ich noch behalten: ‚Das Wagnis des Wechsels'. Da haben wir gesagt: Das wollen wir nicht. Analytiker machen so was nicht. Die kommen ganz schweigend und warten, bis die Patienten was sagen. Aber sie war wirklich unerbittlich und hat immer wieder ein Thema gebracht, und wir waren immer erneut ärgerlich. Erst langsam hat sich das gegeben, durch ihre Standhaftigkeit. (…)
Aber dann hat sie auch Sachen gebracht, die uns gefallen haben. Diese Sätze am Anfang zum Beispiel. Sie hat auch Gestalttherapie mit uns gemacht, das fanden wir sehr aufregend. So kamen die ersten Sachen von ihr dann doch sehr gut an. Bis auf eine. Sie hatte uns erklärt, wenn man nicht folgen könne, solle man sich melden. Ein männlicher Teilnehmer hat dann über Geld gesprochen, über große und kleine Geldhaufen. Ich konnte nicht mehr folgen. Das habe ich dann auch brav gesagt. Die ganze Gruppe war sauer. Das war sehr spannend. Ruth forderte mich auf: ‚Sag mal was dazu.' Da fiel mir eine Frau ein, die mit mir die Ausbildung gemacht hat und die immer vor mir war, die ich nie mochte. Die war auch in diesem Seminar. Und das waren der große und der kleine Haufen. Nachdem mir das klar war, konnte ich wieder mitmachen.
So waren wir immer mehr auf ihrer Seite, aber es war doch bis zum Schluss voller Probleme. Nach dem Kurs bin ich in den Spessart gefahren, weil ich nicht gleich nach Hause wollte. Da bin ich gewandert, unterhalb einer Bergspitze, und kam nicht hinauf. Bis zwei Leute kamen, die dort wanderten, und mir den Weg sagten. Da habe ich mir

gedacht: ‚Der Kurs hat mich offenbar mehr bewegt, als ich dachte.' Ich bin dann ein Jahr lang nicht mehr hingegangen. Es war für mich zu beängstigend, da nicht mehr hochzukommen“ (AO 18-28, 39-54).

Paul Matzdorf:

„Ich habe durch Leute, die auch auf dem Gebiet gearbeitet haben, zu einem relativ späten Zeitpunkt erfahren, dass Günter Hoppe, der in Düsseldorf die evangelische Beratungsstelle leitete, einen Informationstag machte. Günter Hoppe war hier einer der Ersten. Und zu diesem Informationstag bin ich mit meiner Frau hingefahren. Meine Frau war Oberstudienrätin am Gymnasium, also wir waren ein Pädagogiknest. Die Veranstaltung selbst war informativ, aber ich habe den Ansatz noch nicht mit dem Aufsatz von Ruth Cohn in Verbindung gebracht. (...)

Bis dorthin war ich überzeugt, wenn ich die richtige Methode habe, dann kriege ich das wohl hin. Aber plötzlich kam so die Einsicht, Augenblick mal, da ist ja irgendetwas, was einfach nicht die Methode leistet für mich, und da wurde mir klar, gut, also ich muss jetzt mal einen Kurs machen. Da ich aber zu dieser Zeit noch dachte – man ist doch Akademiker – man muss ein passendes Profil haben und wahren. Und dann in einen Kurs zu gehen, wo es einfach um Selbsterfahrung geht – also das war mir nicht so ganz geheuer. Trotzdem fand ich es notwendig und bin deswegen bis nach Graz in Österreich gefahren. Da gab es auch einen Pädagogen-Kongress, und den habe ich damit verbunden. Da war die Sache also auch gedeckt. Ich habe an diesem Kurs teilgenommen, und wer ist in dem Kurs? – ein Student aus meinem Seminar. Das war im Grunde genommen eine Strategievereitelung. Aber es ging dann doch überraschend gut. Der Leiter, der hat das gut gemacht. Ich hatte eine bestimmte Scheu und fragte mich, kann ich da mein Profil verlieren. Und dann, auf einmal dieses Erlebnis, dass ich eigentlich doch ganz normal bin im Umgang mit den Leuten. Ich brauchte keine Etikette vorzuhalten. Das war weg. Es hat auch keiner danach gefragt. So, das war mein erster TZI Kurs.

Ich konnte einfach, ohne dass ich viel dazu machen musste, reden mit den Leuten. Das war eigentlich das, was ich mit ‚normal' meine. Es gab Diskussionen, es gab Streitpunkte, es gab mit einem einen

Riesenstreit, aber es hat mir dann gar nichts gemacht. Du hast dich gestritten, und es hat nichts gemacht. Das ist diese Normalität in Anführungsstrichen. Ach, ich habe da lange nicht dran gedacht, an den ersten Kurs" (PM 100-130).

Matthias Kroeger zur Frage „Wie hast du Ruth kennen gelernt, und was hat dich an der TZI angesprochen?":

(...) Die (erste, Anm. d. Verf.) Frage lässt sich sehr klar beantworten, und zwar mitten in der Studentenbewegungszeit, wo ich abweichend von meinem Fach drei, vier Jahre lang, veranlasst durch die Studentenbewegung, fast nur Politologie, Soziologie, Marxismus gearbeitet, studiert, für mich erworben hatte. Dann hatte ich eines Tages das Gefühl und sagte das auch zu einem Kollegen: ‚Ich weiß jetzt alles über Akkumulation des Kapitals und Probleme des Kapitalismus, aber wie es in einem Studenten aussieht, wie man den Stoff, den wir machen, am besten Studenten lehrt, das weiß ich nicht.' Und da sagte dieser Kollege zu mir, zufällig wusste der so etwas – ‚Da gibt's so eine alte Frau, eine deutsche Jüdin, die kommt jedes Jahr hier rüber aus Amerika und die macht so etwas.' Und dann habe ich in aller Naivität gesagt: ‚Das ist es, da geh ich hin.' (...)

Die zweite Frage war, was hat dich angesprochen?

Das ist auch sehr außer der Ordnung, was ich jetzt antworten muss: Es war überhaupt nicht die Methode, die mich angesprochen hat, sondern die Lebendigkeit der Person und dass da jemand mich provozierte. Ich war damals in einer hoch schizoiden persönlichen Verfassung, wenn man mich provozierte, von meinen Gefühlen zu reden und meine Gefühle zu zeigen. Ich hab geheult wie ein Schlosshund damals: ‚Alle halten mich für einen Intellektuellen, und ich habe doch auch Gefühle.' Das kam zum ersten Mal alles raus. Ruth sagte zu mir am zweiten Tag: ‚Willst du eine Gruppe leiten?' Ich sagte: ‚Ich kann unmöglich auf andere Menschen aufpassen, ich bin so mit mir beschäftigt.' Dieses, aus den Latschen meiner damaligen Verfassung gekippt zu werden, diese Lebendigkeit, die hat mich damals erwischt, und ich hab damals auch gedacht, wie gut ich, dass ich den Aufsatz ‚Das Thema als Mittelpunkt interaktioneller Gruppen' nicht gelesen hatte, es hätte mich abgelenkt von diesem zentralen Impuls. Er ist richtig in der TZI, aber

er ist kein Verlebendigungselixier. Und insofern habe ich ganz ohne Methode, es war auch damals gemischt mit Gestalt, es war keine reine TZI – hat mich dies in einer Weise zum Leben erweckt und in Zwiespälte gestürzt, wie ich es nie davor gehabt habe.“
(MK 1-31).

Rena Krebs:

„Nachdem meine jüngste Tochter ungefähr 12 Jahre alt war, drohte mir das Ende meines Berufs als Mutter. (...) Ich musste mir überlegen, was aus mir werden könnte. Ich war Anfang vierzig (...). Es folgte eine mehrjährige Phase des Suchens und Ausprobierens. Fest stand, dass ich nicht zurück auf die Uni wollte. (...)
Hier in Köln habe ich dann sieben Jahre ehrenamtlich in der Telefonseelsorge mitgearbeitet. Dieses Engagement deutete in Richtung Beratung. Wir bekamen als Berater begleitende analytische Supervision. Ein Auswahlverfahren für eine Ausbildung zum kirchlichen Eheberater scheiterte, ich blieb also eine Suchende. In einer analytischen Selbsterfahrungsgruppe traf ich dann eine Teilnehmerin, die mich auf ein Treffen in der Evangelischen Beratungsstelle in Düsseldorf hinwies ‚Komm, wir gehen da einmal hin. Eine amerikanische Trainerin kommt. Ich weiß auch nicht genau, was das alles ist.‘ Wir kamen also ohne jede Vorkenntnisse nach Kaiserswerth zum Team von Günter Hoppe in die Evangelische Beratungsstelle. Es gab Tee, Menschen in ‚Schlabberkleidern‘ mit verklärtem Gesicht, zurückgekommen von einem Training mit einer Ruth Cohn in der Schweiz. Das Ganze hatte etwas von Bekehrung. Es wirkte auf uns etwas ambivalent, aber es hatte etwas. Was es genau war, wussten wir nicht. Es war die Rede von einer Ausbildung in der themenzentrierten Interaktion. Wagemutig meldete ich mich für einen 5-tägigen Workshop in Ägidienberg, Leitung Günter Hoppe, an. Sieben Frauen, ein männlicher Trainer. Es war eine aufwühlende Veranstaltung. Wir weinten viel, es wurde gelacht, gesprochen, gefeiert, und man tauschte sich aus über sehr ungewöhnliche Themen. So etwas hatte ich noch nie erlebt. Aufgewühlt kam ich von dort nach Hause“ (RK 7-31).

Günter Hoppe zur Frage „Wie sind Sie zur TZI gekommen?":

„Also, ich fang mal mit meiner Geburt an, das war 1925 im Dezember. Am 20. Dezember bin ich in Berlin-Schöneberg zur Welt gekommen, das war in einem Krankenhaus. Und das war meine erste Begegnung mit der deutschen Gesellschaft. Die Kinder wurden damals des nachts von den Müttern getrennt und ich war dagegen. Und manche andere Säuglinge auch. Das wurde mir natürlich alles hinterher berichtet.

Na ja, zufällig kam das dann heraus, weil die andere Mutter, die in dem Zimmer lag, wo meine Mutter lag, sich beschwert hat darüber, dass die Kinder getrennt werden. Das ist doch nicht normal, sagte sie. Die Mütter waren sich ziemlich einig, dass das unmenschlich ist. Wir sollten eben alle gut erzogen werden, um die Frustrationen zu ertragen, die das Leben so mit sich bringt. Das war die Ideologie, die dahinter stand. Und dann hieß es, der kleine Hoppe schreit die ganze Nacht. Im Grunde waren sich die Mütter latent wenigstens alle einig und die Säuglinge auch, dass das eigentlich so nicht geht. Weil man des Leibes Nähe spüren muss. Das war also mein erster Protest gegen die bestehende Gesellschaft. Und diese Proteste, die haben sich auf die unterschiedlichste Weise fortgesetzt. (...)

1970 habe ich die Methode von Ruth Cohn kennengelernt. Die hatte wirklich Hand und Fuß für unsere Arbeit. Ich habe sie schon nach dem ersten Kennenlernen sofort in der Beratungsarbeit angewendet, mit Erfolg, auch in der Teamberatung. Das ganz Besondere, was ich erfahren habe, bei Franz Heigl, das habe ich ja in dem Artikel beschrieben, den ich Ihnen gegeben habe.: ‚Ich habe die TZI 1970 auf dem Kongress für Gruppendynamik in Ulm unter Leitung von Franz Heigl kennen gelernt, und sie hat mich sehr begeistert. Am meisten beeindruckte mich damals die Freiheit, mit der der Austausch persönlicher Erfahrungen unter den Anwesenden in der Gruppe vor sich ging: Alle wurden gleich wichtig genommen. Niemand wollte einer anderen Person vorschreiben, wie sie sich selbst oder die Welt zu erleben habe. (...) die Anwesenden wurden für mich prägnanter und ‚liebenswürdiger'. In der großen Pause – schon nach zwei Sitzungen – als hunderte von Kongressteilnehmern durch die Halle wimmelten, erschienen mir die Mitglieder meiner Kleingruppe so hervorstechend erkennbar wie farbige Wesen in einer grauen Menge. Dieser Eindruck ist für mich unvergesslich.‘ [5]

Wir sehen die Welt also immer mehr oder weniger in schwächeren Farben, als sie tatsächlich sind. Das spielte in meiner ersten Erfahrung mit der TZI eine große Rolle, dass ich die Menschen da, die in der Gruppe waren, mit einem Mal farbig gesehen habe. Und die Farbintensivierung ist so ein Vorläufer einer Gotteserfahrung.

Franz Heigl war Psychoanalytiker, analytischer Psychotherapeut, und der hat das also mit großer Klarheit gemacht. Die andere Gruppe auf dieser internationalen Tagung wurde von Ruth Cohn selbst geleitet, und da war meine Frau drin. Und die war nicht so zufrieden wie ich. Ich war also hoch zufrieden. Franz Heigl machte seine Sache ganz logisch und einfach. Ich hätte ihn dann gerne engagiert für die Fortbildung meiner Mitarbeiter und meiner selbst. Aber er hatte keine Zeit und hat mich dann an Elisabeth von Godin verwiesen. Ich war in Berlin und bin dann über München zurückgeflogen, habe da die Frau von Godin kennen gelernt und wir wurden handelseinig, dass sie mit uns eine geschlossene Fortbildung macht. Und das war für alle schon eine große Befreiung“ (GH 3-18, 67-94).

Martha Fehlker:

„Ich wollte mich darin ausbilden, mit Gruppen zu arbeiten. Das war mein Anliegen. Ich suchte ein gutes Konzept für meine berufliche Arbeit. Ich hatte mich schon mit Social Groupwork und mit Social Casework beschäftigt. Auch mit psychoanalytischen-therapeutischen Gruppenansätzen und mit Gruppendynamik war ich vertraut, und dann kam plötzlich die TZI daher. Also, es war ein stark professionelles Interesse, zunächst ausschließlich ein professionelles Interesse. Und ich habe die TZI zunächst auch nur aus diesem Blickwinkel gesehen. Dann kriegte ich mit, dass die TZI wirklich etwas sehr Menschliches ist und Menschen hilft, überhaupt miteinander umzugehen, miteinander ins Gespräch zu kommen. Sie unterstützt dabei, Fremdheiten zu überwinden, und zeigt, wie es überhaupt möglich ist, mit fremden

[5] *Günter Hoppe: Zur politischen Bedeutung der TZI. In: Gruppendynamik 25. Jg, Heft 4 (S. 411- 429), S. 411f.*

Menschen in eine thematische Auseinandersetzung zu kommen und mit ihnen bereichernde Stunden zu verbringen. Ich habe erlebt, wie persönliches Wachstum beginnt und fortschreitet. Auch wurde viel gefeiert." (MF 25-35).

„*Ich habe 1978 den Fähigkeitsausweis erworben und schätzungsweise drei Jahre vorher über Annedore Schultze TZI kennen gelernt. Wir haben gemeinsam Kurse bei Professor Louis Lowy besucht, einem Amerikaner, der Social-Groupwork nach Deutschland brachte. Im Rahmen der Reedukation nach dem Krieg waren amerikanische Professoren aufgerufen, nach Deutschland zu kommen, um die Jugend demokratisch fortzubilden. In diesem Zusammenhang war Lowy damals in Deutschland. Und Annedore Schultze, die ein oder zwei Jahre in Amerika war, hatte den Kontakt hergestellt und war sozusagen Verbindungsperson. Dadurch habe ich Annedore Schultze kennen gelernt. An den Kursen, die Lowy hielt, nahm sie auch selber teil. Hier hat sie von TZI erzählt. Ich selber war damals sehr stark involviert in die Gruppendynamik, die gerade hier im Münsteraner Raum einen Schwerpunkt hatte. Gruppendynamik wurde gelehrt an der Akademie für Jugendfragen, und dort war ich als Honorardozentin im Staff tätig. Ich war aber mit verschiedenen Dingen in der Gruppendynamik nicht einverstanden. So wollte ich im Vergleich TZI kennen lernen. Ich wollte eigentlich nur wissen, was das ist, und habe mich zu einem Kurs angemeldet. Ich weiß gar nicht mehr, wo das war. Jedenfalls habe ich dort erlebt, was Themenzentrierte Interaktion ist: Es gab ein Thema, aber auch eine gute Interaktion, während bei der Gruppendynamik nur auf den Gruppenprozess geguckt wird. Das Thema ist eher egal. Die andere Arbeitsweise der TZI hat mir gefallen, und so habe ich weitere Kurse besucht und noch einen und noch einen. Ich bin auf diese Weise zur TZI gekommen*" (MF 5-21).

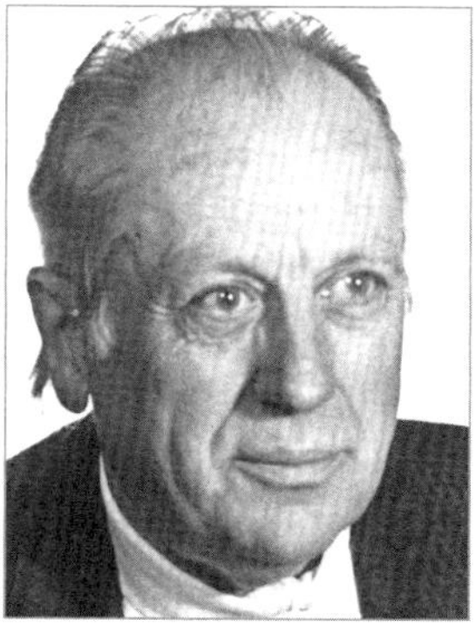

Dr. Günter Hoppe

geb. 1925
Studium der Philosophie und Psychologie
Leiter der Evangelischen Beratungsstelle in Düsseldorf
Graduierung: 1974

„Der entscheidende Punkt bei der TZI ist, dass ich mich immer beziehe auf das Hier und Jetzt. Ich bin ja hier und mein Leib ist hier und mein Leib reagiert und die Wahrnehmungsfunktion meines Leibes muss ich kennenlernen."

„Ja, ich bin sehr zufrieden mit der Themenzentrierten Interaktion und finde, das ist eine genial einfache Methode. Diese Einfachheit, die passt zur Einfachheit des Evangeliums."

„Die psychopolitische Arbeit bleibt, mit dem Ziel, mehr Humanisierung in den Umgang der politischen Oberschicht mit der politischen Unterschicht herbeizuführen."

Rena Krebs

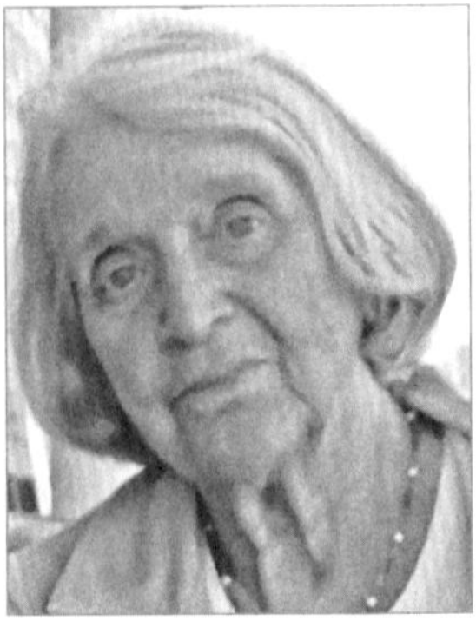

geb. 1932
Ausbildung zur Dolmetscherin, Studium (ohne Abschluss) der Wirtschaftswissenschaften und Theologie
Freiberufliche Tätigkeit in den Bereichen Beratung, Weiterbildung, Supervision
Graduierung: 1983

„Die TZI ist ein erstklassiges Handwerkszeug, um gute Gruppenprozesse zu steuern. Und es ist mehr als eine Methode. Die Axiome sind unersetzlich: Ehrfurcht vor dem Menschen, Gespür dafür, dass wir in verschiedenen inneren und äußeren Welten leben. Für das menschliche Zusammenleben sind das sehr nützliche Ansätze. Also TZI ist etwas, was überkonfessionell und spirituell ist."

„Ruth Cohn ist für mich die Frau, die an einer Weggabelung meines Lebensweges stand. Da war ihr persönliches: ‚Du bist richtig hier'. Ein wirkliches Angesprochen-werden. So habe ich in der Mitte meines Lebens eine nicht-universitäre Berufsausbildung bekommen. Humanisierung von Institutionen und Organisationen als Ziel der Arbeit, das passte für mich extrem gut."

3

„Eine große elegante alte Villa, freundliche Menschen. Aus meiner Sicht jedoch etwas chaotische Verhältnisse“

Begegnungen mit Personen auf dem Weg mit der TZI

Personen eröffnen Zugänge zur TZI und begleiten auf dem Weg mit der TZI. Für manche unserer Interviewpartner/innen steht Ruth Cohn am Beginn dieses Weges und/oder sie spielt eine zentrale Rolle. Ruth Cohn tritt unterschiedlich in Erscheinung – fast entsteht der Eindruck, dass in den Erzählungen gar nicht von derselben Person die Rede ist. Manche haben Ruth Cohn in erster Linie als fordernd, andere in erster Linie als fördernd erlebt. Manche betonen ihren Humor und ihre Selbstironie, andere ihre Strenge. Sie erscheint als klug, reflektiert, einfühlsam und um Gerechtigkeit bemüht, dann wieder als spontan, fast übergriffig und ungerecht. Die Erzählungen ergänzen sich zum Bild einer komplexen Persönlichkeit. Einigkeit besteht darin, dass Ruth Cohn faszinieren und begeistern konnte, Charisma und Ausstrahlung besaß. Das ist jedoch nicht notwendig mit einem Wunsch nach Nähe verbunden. Scheu und Distanzierung gibt es gleichfalls.

Nicht aus jeder Perspektive befindet sich Ruth Cohn im Zentrum des TZI-Beziehungsnetzes. In manchen Erzählungen tritt sie nur als Randfigur und/oder erst zu einem späten Zeitpunkt in Erscheinung. Es wird deutlich: Viele haben beigetragen und mit ihrer Persönlichkeit und ihren Kompetenzen die TZI bereichert. Einzelne regionale Vernetzungen konnten wir zumindest schematisch kennen lernen, vor allem innerhalb der westfälischen TZI-Szene: Dietrich Redecker und Martha Fehlker machen auf die Bedeutung von Annedore Schultze für die Verbreitung der TZI (in Westfalen) aufmerksam (vgl. DR 192-202, MF 90-92, MF 5-21), Bernhard Honsel nennt Martha Fehlker als Multiplikatorin im Bistum Münster (vgl. BH 248-353). Martha

Fehlker betont die Verbindung nach Hannover zu Anita Ockel, Karl-Horst Wrage (vgl. MF 76-87), Dietrich Redecker die ins Rheinland zu Ruth Hoppe und Günter Hoppe (vgl. DR 62-81, zu Günter Hoppe auch: PM 100-108, RK 20-31). Wir konnten aber auch einen Blick auf die anfänglichen TZI-Gruppen in München werfen, die sich um Elisabeth von Godin bildeten und zunächst vor allem aus Psychoanalytikern und Psychoanalytikerinnen bestanden (AR 280-313).

Unsere Gesprächspartner/innen erinnern sich an unterschiedliche Personen, die für sie bei ihrem Weg mit der TZI wichtig waren. Genannt wurden neben den oben bereits Erwähnten etwa: Helga Belz (DR 254-259), Elga Diltey (AR 260-264), Michael Frickel (DR 426-447), Elisabeth Tomalin (BH 263-268, AR 342-348), Bojan von Plotho (BL 165-168) und Marianne Zollmann (MF 95-100). Einen nachhaltigen Eindruck hat Norman bei einer ganzen Reihe unserer Gesprächspartner/innen hinterlassen: Sein unkonventionelles Verhalten verbreitet noch heute Lebendigkeit und löst bei den Erzählenden und auch bei uns als Zuhörenden verstärkt Gefühle aus, zieht an und stößt ab. Stellvertretend für die Personen, die den Weg unserer Interviewpartner/innen mit der TZI geprägt haben, sind im Weiteren Äußerungen zu Ruth Cohn und Norman Liberman zusammengestellt.

▷ 1. Ruth Cohn

Martha Fehlker:

> *„Bei Ruth Cohn habe ich nie einen Kurs besucht. Das hat sich irgendwie nicht ergeben. Ihre Kurse waren auch in der Regel in der Schweiz, das war weit weg und mich interessierte vielleicht gerade ein anderes Thema. Und weil ich berufstätig war, konnte ich nicht einfach zu jedem Kurs fahren.*
>
> *Ich habe Ruth Cohn aber auf den großen Jahrestreffen gesehen. Da saß ich in Gruppen mit ihr zusammen, und so kenne ich sie auch in der Gruppenarbeit. Obwohl ich nie bei ihr im Kurs war, hatten wir einen guten Kontakt. Durch die Teilnahme an den Graduiertentreffen bei Helga Herrmann in Düsseldorf, bei denen sie dabei war, haben wir uns intensiver kennen gelernt. Ich werde nie vergessen, wie Ruth Cohn*

in einer Sitzung der Graduierten einmal sagte ‚Also das sag ich euch: wenn ich jetzt mitdiskutiere, dann bin ich auch voll dabei. Aber fragt mich nicht, ich weiß das gleich nicht mehr.‘ Da fing ihre Demenz an und sie hat dies selber gemerkt. Wie souverän sie damit umging, das hat mich beeindruckt. Sie war eine alte Dame, die sich interessierte, die dabei sein wollte und auch viel gab. Sie war ein Mensch wie Du und ich“ (MF 103-113).

Ulrich Hage:

„Ruth hat von der ersten Begegnung bis zu den letzten Besuchen vor ihrem Tod mit ihrer Person und ihrer TZI mein persönliches und berufliches Leben und die Einstellung zu meiner Arbeit und deren Stil nachhaltig beeinflusst.

Was mich faszinierte, war ihre unnachahmliche Fähigkeit, in konflikthaften oder komplexen Situationen für Sachverhalte, Programme und Probleme, die zur Debatte oder auf dem Spiel standen, das lösende Wort zu finden, jenes thematisch und methodisch wohl gesetzte ‚Zauberwort‘, das die erhitzten oder in Eiseskälte erstarrten Gemüter wieder erhellte und in weiterführende Bewegung versetzen half. Wie oft haben wir in unseren gemeinsamen Seminaren um die passende, stimmige, genau den notwendigen Impuls setzende Themenformulierung, was insbesondere die sprachliche Form betraf, gerungen. Hier habe ich von Ruth am meisten gelernt und übernommen bis dahin, dass ich in meinen eigenen Seminaren mit TZI-Leuten auf der Themenformulierung bis Zum-geht-nicht-mehr herumgeritten bin.

Sie war auch eine Überzeugungstäterin, nicht in diesem abwertenden Sinne, dass sie starr auf ihren einmal gewonnenen Erkenntnissen oder getroffenen Entscheidungen, koste es, was es wolle, beharrte, sondern im Sinne von Geradlinigkeit, Offenheit, Ehrlichkeit, Unbeirrbarkeit, Konfliktfähigkeit und Ambiguitätstoleranz. Und sie blickte mit Lust, Sorge und Engagement über den Tellerrand in zunächst fremde Fach- und Lebensbereiche, um sich bereichern und belehren zu lassen.

Ja, und ich bewunderte neben ihrer von Koketterie durchaus nicht freien Lebendigkeit auch ihre Streitkultur, wenn sie mit präzisen Worten und klarer Stimme ihre Sache verfocht. Meistens gelassen, sachlich und ohne Beimischung von Emotionen, manchmal aber auch

scharfzüngig, autoritär und – man verzeihe mir das Wort für eine Frau – herrisch, aber nicht zänkisch, nachtragend oder gar nachtretend. Und da war auch ihre warmherzige, liebevolle, unterstützende, ermutigende und anerkennende Seite. Peter erinnert sich an jene unvergessliche Stunde in einem TZI-Seminar mit Ruth, in dem ihm sämtliche beruflichen Aussichten versperrt zu sein schienen, und Ruth nach einer Weile sagte: ‚Ich kenne da jemanden, der sucht glaube ich, genau solche Leute, wie du einer bist.' Und tatsächlich hat dieser Satz sein Leben verändert.
Und sie war schon häufiger, und je älter sie wurde umso mehr, in einem ziemlichen Loch, depressiv zum Teil, aber ohne zu jammern, und stellte sich ihren abnehmenden körperlichen und seelischen Kräften illusionslos bewusst und klar" (UH 341-375).

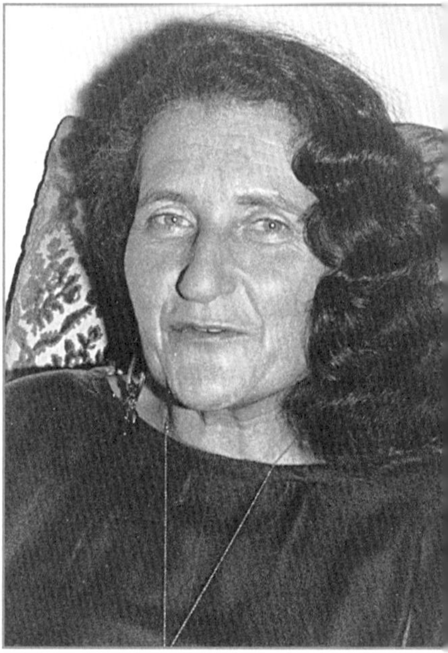

Ruth C. Cohn, ca. 1975

Bernhard Honsel:

„Ich erinnere mich auch an persönliche Begegnungen mit Ruth Cohn. Fünfmal habe ich sie auf internationalen Treffen erlebt. Ich habe keinen Kurs bei ihr gemacht, aber auf diesen Treffen, wenn diskutiert wurde, wenn sie sich meldete, war eine große Aufmerksamkeit da und sie konnte mit wenigen Sätzen genau den Kern der Sache sagen. Eine hochintelligente Frau mit scharfem Urteil, mit gerechtem Urteil und sehr förderlich für den Prozess" (BH 270-274).

Günter Hoppe:

„Ruth Cohn selbst habe ich dann in Arosa näher kennen gelernt. Ich habe dort einige Kurse bei ihr mitgemacht. Ach, sie war sicher eine vielgestaltige und eine sehr komplexe Persönlichkeit. Wir sind ganz gut miteinander ausgekommen. (...)
Ruth Cohn war natürlich auch anregend für die politischen Aktivitäten. Es war ihr immer wichtig, aber es gehörte schon zu den schwierigsten

Feldern. Nicht wahr? Ich habe dann, das war irgendwann in den 70er Jahren, ein drittes Postulat gefordert, ‚Misch dich ein und wo du kannst, wirke humanisierend auf deine Umwelt.' Das passte der Ruth nicht so in ihr System. Nicht wahr? Sie wollte möglichst die Freiheit der Menschen gewahrt wissen, und das wäre für viele eine Zumutung gewesen, sich dann einzumischen. Aber manche sind auch auf dieses dritte Postulat gerne eingestiegen. Na ja. Da haben wir uns also nicht so gut verstanden an der Stelle, aber das musste auch sein.

Ich habe mich der Ruth Cohn in Bezug auf ihr System gefügt, aber ich habe natürlich auch meine eigenen Ziele verfolgt. Ich habe ja auch noch eine ganz andere Plattform vom Evangelium her. Ich kann mich auch mit der Religiosität von Ruth Cohn befreunden, die pantheistisch orientiert ist. Natürlich ist Gott überall, aber den Schwerpunkt auf die Liebe zu legen, ist noch mal was anderes. Das heißt auch letztendlich Befreiung vom Gesetz.

Der entscheidende Punkt bei der TZI ist meines Erachtens, dass ich mich immer beziehe auf das Hier und Jetzt. So habe ich das bei Franz Heigl gelernt. Wie geht es mir jetzt? Ich bin ja hier, und mein Leib ist hier, und mein Leib reagiert, und die Wahrnehmungsfunktion meines Leibes muss ich kennen lernen. Ruth Cohn war ja auch leibzentriert, das hat mir natürlich gefallen, dass das nicht so überspielt wurde.

Ich will doch aus Ruth Cohn nichts anderes machen als das, was sie war und ist. Nicht wahr? Sie ist keine Gottheit für mich oder kein Vorbild, sondern ich bin ich, und sie ist sie, und ich habe sie geschätzt. Und sie hat mir auch hier und da Winke gegeben und geholfen. Aber meine analytische Ausbildung habe ich irgendwo anders gemacht. Ja, ich bin sehr zufrieden mit der Themenzentrierten Interaktion und finde, das ist eine genial einfache Methode, auf die man erst kommen muss. Das war für sie auch nicht so einfach. Wir haben in unserem Kopf so viele Sperren und in unseren Herzen vor allen Dingen, und die lassen sich nicht mit einem Schritt überwinden. Da gehören viele Menschen dazu, viele Begegnungen mit anderen Menschen, um freier zu werden als Austauschpartner. Also dass Ruth auch autoritäre Tendenzen hatte, gehört auch zu ihrer Persönlichkeit. Nicht? Und dass sie Hof gehalten hat, mit ihren Schülern und Schülerinnen. Aber ich habe

mich nie zu ihren Hofgenossen gezählt. Und nie um ein Sonderlob gebuhlt (lacht).
Ich habe Ruth Cohn nicht als Leiterin herausgestellt, aber als Finderin. Finderin dieser Methode. Diese Einfachheit, die passt zur Einfachheit des Evangeliums. Deswegen habe ich das auch gleich versucht zusammenzubringen in der Rheinischen Kirche“ (GH 107-155).

Rena Krebs:

„Noch im gleichen Jahr fand eine Generalversammlung von WILL Europa in Mülheim (Ruhr) statt, und ich war dort auch als Anfängerin willkommen. Eine große elegante alte Villa, freundliche Menschen. Aus meiner Sicht jedoch etwas chaotische Verhältnisse. Die Menschen lagen zum Teil auf dem Boden, umarmten sich, es gab offenbar eine Krise, der Festabend fiel aus, man saß in kleinen Gruppen zusammen, und einige fragten mich, wie ich das hier finden würde. Ich hielt mich bedeckt als Neuling und sagte nur: ich käme aus einer großen Familie, da gäbe es auch schwierige Situationen.
Dann kam aber Ruth Cohn plötzlich persönlich auf mich zu und sagte: ‚Wer bist Du?‘ Ich: ‚Ich bin Rena Krebs.‘ ‚Was machst Du?‘ Ich: ‚Im Moment lebe ich mit meiner Familie, d.h. vier Töchtern und meinem Mann, daheim. Er ist Arzt und ich bin auf der Suche nach irgendetwas.‘ Sie guckte mich scharf an, streckte mir ihre Hand entgegen und sagte: – es war wie ein Ritterschlag – ‚Dann bist Du hier richtig, sei herzlich willkommen. Meine Methode habe ich entwickelt für junge Mädchen und Frauen, die in Bürgerinitiativen, Schulpflegschaften oder der Community arbeiten. Hier kannst Du etwas lernen. Melde Dich später im Plenum zu Wort, mach auf Dich aufmerksam. Das wäre mir wichtig.‘ Also meldete ich mich dann pflichtschuldig während dieser großen Versammlung und stellte mich vor. Ich dachte, das musst du auf jeden Fall machen, wenn die das von dir verlangt.
Nach all den schmerzlichen Enttäuschungen auf meiner Suche hatte ich das Gefühl, hier sagt mir jemand ‚auf meine blauen Augen‘ hin (Ruth hat auch blaue Augen): ‚Du bist so wie Du bist richtig.‘ Diese Szene ist für mich ein einschneidender Moment von Berufung gewesen“ (RK 33-53).

Matthias Kroeger:

„Ruth hat mich zunächst als Person und Begleiterin mit ihrer überwältigenden Kompetenz und Präsenz der Person beeindruckt. Sie hat von Anfang an eine unglaubliche Gleichzeitigkeit von intellektueller und emotionaler Kompetenz und Präsenz an sich gehabt und beides selbst verbreitet und von uns gefordert. Ich weiß noch, wie sie mal zu jemandem, der sich zurückzog, in diesen heftigen Anfangsjahren, wo es noch sehr anders zuging als heute, sagte: ‚Wenn du dich jetzt diesem Thema nicht stellst, schmeiß ich dich raus.' Das würde man heute sinnvollerweise nicht mehr tun. Aber diese ungeheuere Tüchtigkeit, kombiniert mit der Wiederkehr einer Jüdin nach Deutschland, war eine Intensität des Gesprächs, der Arbeit, der Unterlegung von Emotion, die ganz einzigartig und total beeindruckend war. Dass ich dann weiter mit Ruth persönlich befreundet worden bin, dass ist eine weitere Frage, die jetzt nicht hierher gehört. Aber das hat natürlich zu dem ganz langen persönlichen und fachlichen Kontakt beigetragen. (…)
Ruth war gedanklich immer schon bei der Gleichrangigkeit von Thema und Interaktion, von Intellekt und Emotion. Das war ihre große Entdeckung. (…) Theoretisch war Ruth immer für die Gleichrangigkeit. Faktisch hat sich immer das Ich und das Wir in den Vordergrund geschoben. (…)
Es war klar, es gab damals heftige Polemiken gegen Ruth als Person und als Therapeutin, massive Angriffe auf sie. Da ging nur hin, wer ein Faible für etwas Verrücktes hatte. Es wurde natürlich von ihr erzählt, was da für Tränenbäche, mit ihrem Judentum zusammenhängend, was für Lebendigkeiten in ihrer Gestaltarbeit erzeugt werden. Sie war übrigens nach meiner Kenntnis die erste, die Gestaltarbeit in Deutschland gelehrt hat. Noch bevor andere das rübergebracht haben, hat sie das mit Ruth von Allen und Yitzchak Zieman nach Deutschland gebracht" (MK 137-170, 179-185).

Barbara Langmaack:

„Dann habe ich Ruth Cohn kennen gelernt, in einem Seminar für Menschen aus Unternehmen, die alle sehr kenntnisreich in TZI waren. Ich selbst hatte noch wenig Ahnung von der Ausbildung, kam durch Ulrich Hage dorthin, einen der ersten Graduierten. Am letzten Tag

hat Ruth Unterschriften für Empfehlungen verteilt. Ich habe gesagt, dass ich auch gerne eine haben möchte. Sie hat geantwortet: ‚Du doch nicht, Du bist doch ganz am Anfang.' Am nächsten Tag aber sagte Ruth Cohn, sie wolle die Schlusssitzung von einem Anfänger leiten lassen. Ich habe gedacht, ‚da kann ich mich doch nun wirklich melden.' Mit etwas Mut äußerte ich meinen Wunsch und bekam eine Zusage. Hinterher kam jemand zu mir und sagte: ‚Barbara, das war der erste vernünftige Satz, den Du hier gesagt hast.' Ich bekam den Zuschlag und habe fast die ganze Nacht an der Vorbereitung gearbeitet, um eine gute Planung hinzubekommen. Nachdem ich die Sitzung geleitet hatte, gab Ruth mir eine erste Unterschrift ins Studienbuch.
So bekam ich meine erste Empfehlung, ohne überhaupt eine Ahnung zu haben, was ich damit wollte. Das war in meinem ersten TZI-Kurs. Es ist mir heute noch sehr eindrücklich, dass ich mich weit vorgewagt hatte, es dann aber doch bewältigt habe. Das Thema hieß: ‚Mein Co-Leiter und ich, wo fördern wir uns, wo hindern wir uns, und welche Wirkung hat das auf den Prozess.' Ich finde das bis heute ein ganz gutes Thema. So fing mein Weg zur TZI-Lehrenden an, mit einer Empfehlung im 1. Kurs" (BL 76-93).

Mit Ruth Cohn habe ich auch nach meinem Austritt immer wieder bis zu ihrem Tod Kontakt gehabt. Ich war mehrmals bei ihr auf dem Hasliberg und in ihren Seminaren. Und in Hamburg haben wir uns natürlich auch gesehen. Ich habe sie sehr unterschiedlich wahrgenommen. Sie war eine strenge Lehrerin, was mir gut getan hat, und eine strenge Kollegin. Sie konnte Fachliches und Persönliches hervorragend voneinander trennen, was ich sehr nachahmenswert fand und hoffe, auch bei ihr gelernt zu haben. Als ich einmal über Bauchschmerzen klagte, sagte sie: ‚Leg Dich aufs Sofa, ich koche Dir einen Pfefferminztee.' Aber einen Fehler im Gruppenleiten hätte sie mir nie durchgehen lassen!" (BL 256-264)

Paul Matzdorf:

„Ich war in einem Kurs von ihr. Das weiß ich heute noch genau. Das war ein Kurs in der Schweiz. Und ich bin dahin gefahren nicht wegen Ruth, sondern wegen des Themas, das muss ich betonen. Das war

immer meine Sache. Was für ein Thema, da würden Sie mich jetzt zu viel fragen. Hatte mit Konflikten oder irgendwas zu tun, ich weiß es aber nicht mehr genau. Da ist Folgendes im Kurs passiert. Da gab es Kleingruppen, und je nachdem, was da in der Gesamtgruppe besprochen worden war, habe ich mich immer für die Kleingruppe entschieden, die das interessanteste Thema zu haben schien. Ich habe mir gedacht: ‚Oh, die reden da weiter, wofür ich mich interessiere.' Auf diese Weise hatten wir bestimmt zwei-, dreimal, wenn nicht mehr, Gruppenaufteilungen, in der ich immer woanders war als in der Gruppe von Ruth Cohn.

Und dann kam die Co-Leiterin auf mich zu. ‚Sage einmal, ist das Absicht, dass du nicht in die Gruppe zu Ruth Cohn gehst?' Ich sage: ‚Wieso? Mich hat das jetzt so interessiert.' ‚Ja aber, das ist Ruth aufgefallen, dass du immer woanders hingehst.' Und da habe ich gedacht: ‚Na gut, okay, gehste mal hin gucken.' Und da hatten wir ein sehr gutes Gespräch. Es ging auch um Gedichte, sie hat ja auch welche gemacht. Und dann habe ich gesagt: ‚Oh, da fällt mir ein sehr schönes Gedicht ein von Pablo Neruda.' Ich weiß heute noch den Text: ‚Sinkt jeder Tag hinab in jede Nacht, so gibt es einen Brunnen, der drunten die Helligkeit hält. Man muss sich an den Rand des Brunnendunkels hocken, entsunkenes Licht zu angeln mit Geduld.' Das war der Anfang unserer Gespräche.

Es hat sich dann daraus entwickelt, dass ich noch mal einen Kurs mit Ruth Cohn gemacht habe. Ich war zwischendurch auch bei anderen und bin weitergekommen, und dann kam natürlich die Frage, ‚Ja, willst du nicht den Fähigkeitsausweis machen?' (später Diplom, Anm.d.Verf.) Und den habe ich dann gemacht. Man wollte dann auch zeigen durch das Etikett, das man schon irgendwo hingelangt ist, das mag schon auch ein Motiv gewesen sein.

Dann hat sie mich eingeladen, einen Kurs mit ihr zu leiten, das hat sehr gut geklappt. Und daraufhin hat es sich dann ergeben, dass wir über einige Jahre hinaus Kurse zusammen gemacht haben. Durch die Arbeit gab es viele Gemeinsamkeiten, aber auch darüber hinaus, z.B. das mit den Gedichten, oder Musik zum Beispiel, oder auch gemeinsame philosophische Dinge." (PM 183-213).

Marga Müller-Mehring:

„Ruth, ich denke an sie voller Rührung, mit Bewunderung, Vergnügen und Wehmut: lila Schleife im langen grauen Lockenhaar, hexenhaft. Sie war sehr intensiv, klein und gleichzeitig sehr bestimmend, sehr inspirierend, streitbar und eloquent, jemand, der ganz präsent ist und als Leiterin die Zügel in der Hand hat, eine starke Frau“ (MM 58-61).

Anita Ockel:

„Ruth hatte auch ihre Schwächen. Es war auch so ein Stück Enttäuschung in mir. Als der Verein immer größer wurde, erst Europa und dann international, das habe ich als größenwahnsinnig empfunden, da habe ich nicht mehr mitgemacht. Ich habe noch Kurse gemacht, aber nichts Offizielles im Verein mehr. Schon war ich für Ruth erledigt. Das war schlimm und sehr traurig für mich, denn emotional war sie ja ein Stück meine bessere Mutter“ (AO 99-104).

Dietrich Redecker:

„Ich hatte natürlich von Ruth gehört und von ihr gelesen. Ich habe auch versucht, zu ihr in einen Kurs zu gehen. Als ich die Ausschreibungen ihrer Kurse sah, habe ich aber gemerkt: Für das Geld kann ich sonst zwei Kurse besuchen. Und da ich allein verdienender Familienvater mit drei Kindern war, war für mich klar: Ich kann und muss da nicht hingehen. Ruth Cohn hat Leute graduiert und zu Lehrer/innen ausgebildet. Also werde ich mir einen Kurs bei ihr irgendwann einmal gönnen, wenn ich Zeit und Geld habe. Dann, 1982, fand ein Austauschtreffen mit Mitgliederversammlung in Essen statt. Peter Helbich und ich waren die Hauptverantwortlichen aus dem Vorstand, die die Veranstaltung organisiert haben. Zu dem Treffen kam auch Ruth dazu. Und dann stand sie abends vor mir und sie sagt, ‚Wer bist du?‘ Ich stelle mich vor und sage: ‚Ich kenne dich eigentlich noch gar nicht.‘ ‚Gut‘, sagt sie, ‚das ist eine Gelegenheit. Wir trinken einen Kaffee und du kannst mich kennen lernen und ich dich.‘ O je, o je, da kam so einen Moment mein kleiner innerer Dietrich raus. Seitdem habe ich eine sehr hohe Wertschätzung für sie. (...)

Durch die Freundschaft mit Helga Herrmann kam Ruth Ende der 80er, Anfang der 90er Jahre hier nach Nordrhein-Westfalen. Sie war gerne

dabei, wenn sich die Ausbildungskommission (AK) traf. 1990 bin ich in die AK gekommen. Und da war es so: Wir haben erst bei Helga Herrmann getagt, die auch in der AK war, und dann haben wir uns häufig bei Marga Müller-Mehring getroffen. Wenn wir dort tagten, hat eine/r von uns Ruth vorher bei Helga abgeholt. Und das habe ich oft getan. Dann fragte sie unterwegs: ‚Dietrich, was hast du heute gemacht?' Und nachdem ich ihr geantwortet hatte, sagte sie etwa: ‚Aha, war das TZI für dich?' Oder ich habe erzählt: ‚Du, ich habe etwas ausprobiert und etwas in Sachen Prozessleitung entdeckt. Ich weiß jetzt: Wenn ich das Thema so formuliere, bewirkt es eher das, und wenn ich anders einsteige, eher das.' Dann konnte es sein, dass sie sagte, ‚Dietrich, du hast Recht, und das kann auch ganz anders sein.' Also nach dem Motto, sie bestätigte und relativierte, aber mit schmunzelndem Gesicht.
Erst war ich etwas schockiert, kriegte einen roten Kopf und dachte: Musst du dich wieder blamieren. Dann habe ich aber gemerkt, dass sie damit immer meinen Blick geweitet hat. Das war hilfreich für mich, weil ich dazu neige, schnell zu sagen: ‚Oh, das ist in Ordnung. Das habe ich zwei-, dreimal ausprobiert, das mache ich jetzt so.' Darauf hat sie dann gesagt: ‚Vorsicht vor allen Gesetzen, vor allen Normierungen, vor allen Festlegungen.' Und so habe ich ihre Aussagen auch aufgenommen und fand sie in Ordnung. Diese Gespräche waren für mich kreativitätsanregend. Und sie warnten mich davor, mich in etwas zu verbeißen.
Also sie war immer neugierig. Das war sie bis ins hohe Alter" (DR 116-127, 133-149).

Angelika Rubner:

„Ja, und wenn wir schon gerade auf der menschlichen Ebene bei der Ruth sind. Sie war damals Anfang 60 und sehr anfällig für Männer, vor allem jüngere Männer. Ich finde das auch sympathisch, aber sie war auch verführbar. Also, ich will jetzt nicht irgendwas unterstellen, aber junge Männer hatten schon einen Bonus bei ihr, mehr als ich junge Frau damals.
Sie hat in der ersten Zeit durch ‚Handauflegen' Leute graduiert, durchaus auch berechtigt. Sie wollte ja, dass Leute ausbilden, und ohne Graduierte wäre die Methode sicherlich nicht verbreitet worden. Dabei

hat sie sich Leute ausgesucht, die schon Erfahrung hatten mit Gruppen. Das waren zum Teil Gruppenanalytiker. Aber es gab auch Leute, da habe ich gedacht, also mit dem könnte ich mithalten. Das hat sich dann in der Zukunft auch bestätigt. Es gab eigentlich keinen Grund, sie so frühzeitig zu graduieren. Aber es war auch ganz lustig, da scharwenzelten immer ein paar Männer um sie herum, und sie hat das sichtlich genossen. Ich fand das eigentlich nett, ich fühlte mich nur ein bisschen zurückgesetzt, ich fand es nicht gerecht. Jedenfalls stand für mich fest, ich will die Ausbildung machen und ich bin dann auch drangeblieben" (AR 244-255).

Weitere Textstellen zu Ruth Cohn: UH 124-141, MK 36-46, PM 169-177, AO 18-28, AO 39-54, AO 344-349, DR 151-189, AR 5-84, AR 218-241.

▷ 2. Norman Liberman

Günter Hoppe:

„Ja, Norman war schon ein Genie der Unmittelbarkeit, nicht? Der hat dieses Hier und Jetzt so stark betont. Ich habe ihn mal eingeladen zur Supervision meiner Mitarbeiter, die das nicht gut verdauen konnten (lacht). Also unter normale Menschen passte der Liberman eigentlich nicht rein. Der murmelte immer irgendwas aus dem Hier und Jetzt. Der war schon von seiner Leiblichkeit her möglichst immer im Hier und Jetzt. Und er war ein sehr wacher Mensch. Und seine Auswirkungen waren eben überraschend. Sein Erscheinen war überraschend und seine Auswirkung auch" (lacht) (GH 159-164).

Barbara Langmaack:

„Ein Freund hatte mich damals mitgenommen zu einem Seminar bei Norman Liberman. Ich kam aus einer soliden Ausbildung Freud'scher Schule, war nicht lange aus Finnland zurück, hatte vorher Landwirtschaft gelernt und studiert und komme aus einer eher konservativen Familie. Mein Vater war Architekt, mein Schwiegervater und mein Mann auch. Mein Großvater war Schauspieler – also wir haben nicht

viel, was in die Psycho-Szene passte. Mit diesem Hintergrund landete ich bei Norman Liberman. Habt ihr ihn noch gekannt? Der war ein Fass voller Emotionen. Von Methodik oder TZI konntest Du da erst mal nichts erfahren, sondern Du erfuhrst diesen Mann. Hinterher habe ich gehört, dass er viel intensiver, als bekannt war, Ruth Cohn den Rücken gestärkt hat. In den Büchern steht zu lesen, dass er auch den Namen Themenzentrierte Interaktion erfunden hat. Er hat ihr immer wieder gesagt, ‚mach weiter, mach weiter', wenn sie aufhören wollte. Er war ein sehr schlecht deutsch sprechender Amerikaner jüdischer Herkunft, sah ein bisschen aus wie ein Clochard. Ich habe nie wieder einen Menschen erlebt, der Gefühle so orten konnte und mit so wenig Theorie und so viel Atmosphäre arbeitete. Ich glaube, ich habe bei ihm am meisten TZI gelernt, aber von Regeln und Axiomen gehört habe ich da nichts. Das hat mich animiert, noch mal woanders zu schauen. So war der Anfang.

Norman Liberman hat dann öfter bei uns im Haus gelebt – sehr zur Freude meiner Kinder und zur Unfreude meines Mannes, weil er dessen Schreibtisch total belegte – und unsere Badewanne. Er war nicht schrankenlos, aber unkonventionell, für mich eine andere Welt, zu der ich den Zugang nicht wieder verlieren wollte" (BL 57-76).

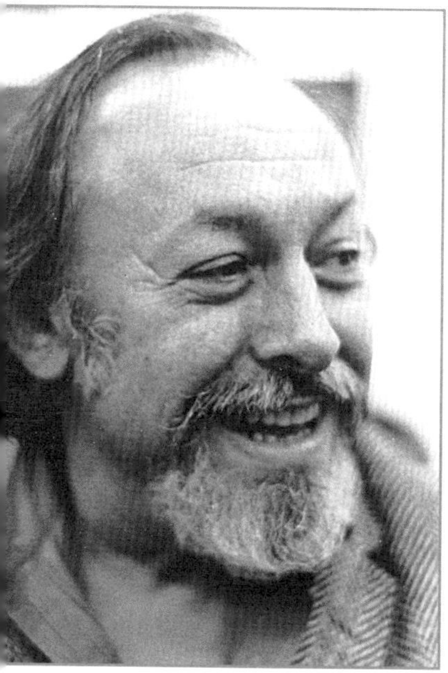

Norman Liberman, ca. 1975

Dietrich Redecker:
„Mir ist in der Ausbildungsberatung zum Fähigkeitsausweis (heute Diplom) gesagt worden: ‚Du hast sehr viel methodisch gearbeitet, es wäre gut, wenn du noch einmal etwas für dich tätest. Und zwar ohne große Struktur.' Und dann wurde ich hingewiesen auf Norman Liberman, von dem ich viel gehört hatte. Ich hatte aber ein bisschen Angst davor, einen Kurs bei ihm zu besuchen. So unstrukturiert zu arbeiten, so ohne Netz und doppelten Boden in einen Prozess reinzugehen, das war

noch nie meine Sache. Aber ich habe mich drauf eingelassen, mich bei einem Kurs angemeldet und war dann auch dabei.
Ich erinnere mich: Norman kam am zweiten Tag morgens in die Gruppe. Da saßen wir zusammen, und er stöhnte über die schlechte Nacht, seine Verdauung usw. Das spielte immer alles eine große Rolle. Ja, und dann wurde so hin und her geredet und dieses und jenes ergab sich daraus, und es wurde halb zehn, es wurde viertel vor zehn. Seit neun Uhr saßen wir zusammen und ich sage dann vorsichtig: ‚Norman, was haben wir denn heute morgen für ein Thema, ich weiß nicht, ob ich das mitgekriegt habe?' Und er sagt: ‚Oh, Dietrich braucht ein Thema. Dietrich mach mal eins.' Ich hätte ihn irgendwo hinschießen können.
Und das zweite, woran ich mich erinnere, war Folgendes: Ich konnte noch nie gut ertragen, wenn etwas klebt. In der Pause spielte Norman mit einem Apfel. Er warf ihn denen zu, die da standen, und die warfen ihn zurück. Und dann biss er rein und ich sage: ‚Äh, das klebt jetzt aber.' Und darauf sagt er: ‚Magst du das nicht?' ‚Ne.' Da sagt er: ‚Pass mal auf, du überlebst das.' Und dann nahm er mich und schmierte mir diesen Apfel, den angebissenen Apfel durchs Gesicht. Arrr, und siehe da, ich bin nicht gestorben.
Das erste, was ich bei Norman gelernt habe: Jemand kann präsenter sein, als ich es vermute, so wie Norman. Wenn jemand in innere Schwierigkeiten kam, war er da und konnte auch beistehen. Als Zweites habe ich erlebt, ich kann mich einlassen, auch wenn es für mich zunächst kritisch ist. Ich vertraue mir, dass ich mich wieder in die Hand kriege. Denn Entwicklung passiert an Grenzen" (DR 205-225).

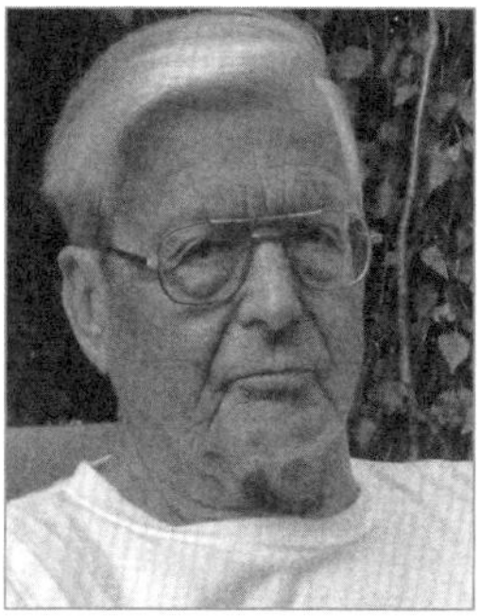

Prof. Dr. Matthias Kroeger

geb. 1935
Studium der evangelischen Theologie
Univ.-Prof. für evangelische Theologie an der Universität Hamburg
Graduierung: 1974

„Meine zweite Leidenschaft ist uneingeschränkt die TZI. Ich finde, sie ist die Form, mit der ich mitwirken kann an der Verlebendigung und auch der Politisierung von Gesellschaft und Menschen. Es ist eine menschliche und sachliche Gabe allerersten Ranges, der mein Herz gehört."

„Aber ich weiß, eigentlich ist die TZI als Ganzheitliches so gemeint, dass vom Denken über Sprechen über Singen über Fühlen über Körperbewegung alles dabei sein soll. Auch wenn es real nicht möglich ist. Ich will die Sehnsucht in die Leute versenken, damit sie wissen, was ganzheitlich ist."

4

„Jede gute Idee braucht ein Gefäß“

Vereinsleben von WILL bis zum RCI

Am 27. August 1972 wurde in Küsnacht in der Schweiz das „Workshop Institute for Living-Learning “, kurz auch „WILL Europa“ genannt, gegründet. An diesem Tag feierte Ruth Cohn ihren 60. Geburtstag. Seit 2002 trägt die Organisation ihren Namen: „Ruth Cohn Institute“. Die Graduierten der ersten Generation, die in diesem Projekt befragt wurden, gehören vielfach zur Gründergeneration. Sie waren teilweise bei der Gründung des europäischen Vereins 1972, teils auch bei der Gründung der Lokalvereine dabei. Sie haben die Entwicklung des Vereins viele Jahrzehnte begleitet. Dabei haben sie sich an unterschiedlichen Stellen und unterschiedlich intensiv eingebracht. Bei einigen kam es nach einiger Zeit zu einer Distanzierung vom Verein.

In der Rückschau reflektieren sie ihre eigene Rolle, benennen Kritikpunkte und schildern ihre Vermutungen, wie es mit dem Verein in Zukunft weitergehen könnte. Es handelt sich dabei spürbar um subjektive Sichtweisen einer TZI-Generation, die die Hochphase des Vereins erlebt hat. Erinnerungen an schwungvolle, erfolg- und ereignisreiche Zeiten wechseln sich ab mit anderen, in denen die Themen Abschied und Alter stärker eine Rolle spielen. Zudem wird deutlich, dass es eine natürliche Spannung gibt zwischen der Organisationsform eines auf Dauer ausgerichteten Vereins und der TZI, die stark auf das jeweilige Hier und Jetzt fokussiert ist.

Bei der folgenden Darstellung der Aussagen zum Verein werden unterschiedliche Aspekte angesprochen: die Anfänge des Vereins, Entwicklungslinien, Charakteristika des Miteinanders, Engagement im Verein, Abschied und Austritt sowie Wünsche für die Zukunft. Subjektive Aussagen werden dabei zur besseren Verständlichkeit mit objektiven Fakten zur Entwicklung des Vereins ergänzt, für die die Website des RCI sowie entsprechende Informationen von Dietrich Redecker genutzt werden.

▷ „Eine große Familie von Pionieren" – Die Anfänge des Vereins

„Ich glaube (...) nicht, dass Ruth damals nach Europa gekommen ist mit der Idee, hier einen Verein zu gründen",
sagt Ulrich Hage (UH 250-251). Auch wenn es vermutlich nicht die ursprüngliche Idee Ruth Cohns war, so sprach doch Anfang der 1970er Jahre einiges für die Gründung eines Vereins in Europa, nachdem es in den Vereinigten Staaten bereits 1966 eine Vereinsgründung gegeben hatte.
„Jede gute Idee braucht ein Gefäß, sonst zerfließt sie, sie braucht eine Struktur, eine Organisation" (DR 268-269).

Der neu gegründete Verein stellte das Gefäß für die TZI dar, das für Nachhaltigkeit und Weiterentwicklung, aber auch für Qualitätssicherung sorgen sollte.
„Ich (...) finde es bei allen Problemen, die wir heute haben, immer noch sehr wichtig, dass die TZI mit ihrem Verein für ein Niveau der Arbeit gerade stehen möchte und die TZI auch davor schützt, dass irgendwelche Leute, die zwei Kurse gemacht haben, anschließend rumreisen und erzählen, sie würden TZI machen und haben, außer ein paar Impressionen, keine Ahnung davon. Vor solchem Missbrauch musste das geschützt werden, deswegen war der Verein richtig" (MK 172-177).

Vielfach schwingt Stolz mit, wenn die Graduierten erzählen, dass sie auf den verschiedenen Ebenen (regional, landesweit, europaweit) zu den Gründungsmitgliedern gehörten. Eine Atmosphäre des Aufbruchs herrschte, viele Gestaltungsspielräume wurden gesehen und genutzt.
„Es war eine wunderbare Zeit, wir konnten alles frisch und neu erfinden"
– mit diesen Worten erinnert sich Marga Müller-Mehring (MM 206-207) an die Anfänge der Regionalgruppe Rheinland, die 1972 ins Leben gerufen und 1974 zu „WILL im Rheinland" umstrukturiert worden war.

„Wir waren damals wie eine große Familie von Pionieren, die sich mit Überzeugung und Engagement in noch unbekanntes gesellschaftliches Gelände aufmachten, um es für und mit TZI urbar zu machen" (UH 202-204).

Die Entwicklung des noch jungen Vereins wurde dabei bei den Mitgliederversammlungen teils mit anschaulichen Bildern unterstützt und begleitet: „Bei unseren Mitgliederversammlungen hatten wir erst ein Baby. Wir hatten ja erst angefangen, einen Verein zu gründen. Dann saß das Baby auf dem Topf und irgendwann war das Baby in der Pubertät. Je nach Jahr. Dazu haben wir uns immer etwas einfallen lassen" (AO 221-223).

▷ „Organisationen werden geboren, entwickeln sich und leben" – Entwicklungslinien

Der Verein WILL Europa stand bald vor den ersten finanziellen und organisatorischen Herausforderungen, die Umstrukturierungen nahe legten. Doppelstrukturen erwiesen sich als ungünstig. Viele Mitglieder waren in zwei Vereinen, ihrem Regionalverband und WILL Europa. Es entstand die Idee eines Dachverbands. Im Februar 1986 wurde WILL Europa aufgelöst und „WILL International" ins Leben gerufen. Dies löste teilweise *„eine Riesentrauer und einen Aufstand aus"*, berichtet Rena Krebs (RK 199). Sie erinnert sich an einen weiteren Grund für diese Entwicklung:

> *„Die deutschen Regionen entwickelten sich unglaublich schnell und wurden sehr ‚mächtig' innerhalb des Vereins, von der Mitgliederzahl her und von der Effizienz. Das bewirkte Misstrauen und vielleicht auch Neid bei der Schweiz und den Niederlanden. ‚Die Deutschen werden zu mächtig' – es muss etwas dagegen unternommen werden. Auch in den Workshops gingen Schweizer und Niederländer auf uns Deutsche sozusagen ‚los'. Wir saßen heulend und schuldbewusst herum und trauerten der Idee eines WILL Europa nach. Die Zahl der Vertreter in den internationalen Gremien wurde nicht mehr nach Regionen, sondern nach Ländern bestimmt, sonst wären zu viele Deutsche präsent gewesen"* (RK 202-209).

Insbesondere bei der Generalversammlung in Nürnberg 1985 gab es Diskussionen um die strukturellen Verhältnisse der deutschen Vereine zu denen aus Österreich, der Schweiz und den Niederlanden. Diese Diskussionen hatten mit der Größe der deutschen Mitgliederzahl und der historisch begründeten Angst der anderen zu tun. Bis dahin galt bei Abstimmungen die Regel „one region - one vote". Folgende neue Doppellösung, an die Rena Krebs sich erinnert, wurde nun zunächst entwickelt: a) eine Mitgliederversammlung, in der jeder so genannte „Regionalverein" eine Stimme hatte und b) die Nationenvertretung, in der es jeweils eine Stimme pro Land gab. Bei Differenzen und in Zweifelsfällen galt das Votum der Nationenvertretung. Noch in der entscheidenden Hauptversammlung in Nürnberg 2002, wo es um die Neugestaltung und Annahme der neuen Satzung ging, war es nicht möglich, die Abstimmungsverhältnisse nach der jeweiligen Größe der Vereine zu bestimmen. Deshalb wurde, insbesondere von den kleineren Vereinen, gefordert, es doch bei der Regel „one region - one vote" zu belassen. Dies wurde schließlich erst im Jahr 2003 geändert. Seitdem ist die Stimmenzahl nach einem festgelegten Schlüssel von der jeweiligen Vereinsgröße abhängig.

Ab 1994 hatte unter dem Titel „WILL 2000" parallel ein weiterer, großer Umstrukturierungsprozess begonnen. Die Gründe dafür lagen u.a. in der wiederholten Kritik, dass Entscheidungswege zu lang waren, wodurch zeitnahe Aktionen und Positionierungen nahezu unmöglich wurden. Zudem gab es Unklarheiten darüber, wie und von wem „WILL" nach außen vertreten wird. Beklagt wurden auch Parallelstrukturen, z.B. bezüglich der Ausbildung, und rechtlich unklare Verantwortlichkeiten, die u.a. bei der Erstellung des Seminarverzeichnisses deutlich wurden. Im Rahmen des „WILL 2000"-Prozesses wurde u.a. eine vereinsinterne Projektgruppe mit der Erstellung von Vorschlägen beauftragt. Es wurden aber auch externe Partner beratend hinzugezogen. Anfänglich war z.B. die Universität Wien beteiligt; die wesentlichen Elemente kamen zudem von einem Beratungsteam aus der Schweiz, das den Verein bis zum Ende dieses Prozesses hin entscheidend begleitete.

Zudem fand eine umfangreiche Mitgliederbefragung statt. Diese Phase brachte zwei große Veränderungen: Zum einen eine neue Organisationsstruktur und zum anderen die Namensänderung in „Ruth Cohn Institute for TCI International". Beides wurde 2001 bei der Mitgliederversammlung in Hannover beschlossen. Im Jahr darauf wurde bei der Mitgliederversammlung in Nürnberg die neue Satzung angenommen. Dies markierte das Ende des „WILL 2000"-Prozesses.

> *„Ich sehe in der strukturellen Entwicklung der TZI-Organisation (...) einen langwierigen und durchaus schmerzvollen Klärungsprozess, in dem manche Omnipotenzphantasien bezüglich der gesellschaftstherapeutischen Wirksamkeit von TZI in den Mitgliederversammlungen, Ausschüssen, Vorständen, Projektgruppen im Realitätstest auf ein gesundes Maß zurecht gestutzt wurden"* (UH 222-228).

Ulrich Hage erinnert sich an die Äußerung eines amerikanischen TZI-Graduierten anlässlich hitziger Debatten bei einer Mitgliederversammlung:

> *„Organisationen werden geboren, entwickeln sich und leben, und Organisationen können auch sterben, wenn sie ihren Dienst getan haben oder dysfunktional geworden sind für das, wofür sie einst ins Leben gerufen wurden"* (UH 231-233).

Nicht nur auf europäischer Ebene fanden solche Entwicklungsschritte statt. 1986 wird bei einer Mitgliederversammlung in Leichlingen entschieden, den bestehenden Verband „WILL Rheinland" in „WILL Rheinland/ Westfalen" umzubenennen. Die bestehende Regionalgruppe Westfalen verzichtete im Gegenzug auf die Gründung eines eigenen Vereins und ging im erweiterten Regionalverband auf. Insbesondere wegen der weiten Entfernungen wird diese damalige Entscheidung heute teilweise, gerade von in Westfalen lebenden Graduierten, kritisch gesehen.

> *„Ich bin heute der Meinung, dass es eine Fehlentscheidung war, die Vereine zusammenzulegen. Ich habe das immer bedauert, denn dadurch lebte der Verein in Westfalen nicht. Für Leute, die in Düsseldorf wohnten, war es einfacher, am Vereinsleben teilzunehmen: die konnten sich ohne großen Zeitaufwand mal eben treffen auch neben ihrer Berufstätigkeit. Hätten wir den Verein RCI Westfalen mal gelassen, da hätten wir hier vielleicht auch so einen agilen Verein wie im Rheinland"* (MF 139-144).

„Westfalen ist ein bisschen abgehängt", meint auch Dietrich Redecker (DR 296).

▷ „Mit den TZI-Leuten, da war es so ganz anders" – Charakteristika des Miteinanders

Wie kann man sich das Miteinander im Verein in diesen ersten Jahren vorstellen? Rena Krebs schildert ihre Eindrücke einer Mitgliederversammlung (damals noch: Generalversammlung) von WILL Europa. Sie fühlte sich dort

> *„auch als Anfängerin willkommen. Eine große elegante alte Villa, freundliche Menschen. Aus meiner Sicht jedoch etwas chaotische Verhältnisse. Die Menschen lagen zum Teil auf dem Boden, umarmten sich, es gab offenbar eine Krise, der Festabend fiel aus, man saß in kleinen Gruppen zusammen und einige fragten mich, wie ich das hier finden würde"* (RK 34-37).

Das Vereinsleben wird recht unterschiedlich geschildert und bewertet, was die Subjektivität des Erlebens von Begegnungen in Arbeitsgruppen und Versammlungen deutlich macht. Teilweise wird das Besondere an der Arbeit in einem Verein herausgestellt, der von TZI geprägt ist:

> *„Wenn ich niemanden kennen würde und auf eine Vereinsversammlung käme, dass es da eine Atmosphäre gibt, bei der ich weiß, dass ich auf die anderen zugehen kann, dass ich weiß, dass die anderen mich annehmen. Und ich weiß, dass ich in TZI-Zusammenhängen so sein kann, wie ich bin"* (MM 289-292).

Angelika Rubner findet, dass die Atmosphäre bei WILL auf sie deutlich entspannter und weniger von Rivalität geprägt schien als z.B. in ihrem psychoanalytischen Institut:

> *„Bei den Psychoanalytikern waren die Rivalitäten zwischen Ausbildungskandidaten und auch die Rivalitäten zwischen den Analytikern viel ausgeprägter. Und es galt, nur ja nichts Persönliches von sich zu zeigen. Das war wirklich absolut tabu, irgendwas von sich zu zeigen. Es durfte immer nur um die Sache gehen. Auf diesem Hintergrund fand ich es besonders erfrischend mit den TZI-Leuten, da war es so ganz anders"* (AR 318-322).

Vielfach werden gerade die Mitgliederversammlungen aber auch als eher „ätzend" (UH 235) oder „eher langweilig" (AO 225) empfunden.

> *„Das waren schon mühsame, von wechselseitigem Misstrauen überschattete Diskussionen, in denen jeder seinen Egoismus ausgelebt hat“* (UH 235-237).

Im Laufe der Jahre scheint sich das Vereinsleben zudem – gemeinsam mit den Menschen, die sich dort engagieren – verändert zu haben.

> *„Jetzt sind es ganz andere Menschen, die in den Verein kommen. Sie wollen eine Ausbildung für ihren Beruf haben, wollen den Unterricht besser machen und die Gruppen besser leiten. Das ist völlig berechtigt, das ist auch Sinn der TZI, aber die Verrücktheiten und die Verlebendigungseskapaden, die damals eine Rolle spielten und der TZI durchaus auch schadeten, die sind weniger geworden. Insofern sind wir ein ziemlich normaler Verein geworden, und dafür, dass wir ein normaler Verein sind, mit ziemlich viel Chaoskoeffizienten, haben wir immer noch einen ziemlich guten Auftritt“* (MK 189-194).

▷ „Ich bin immer wieder in die Verantwortung gegangen" – Engagement im Verein

Ihre eigene Rolle im Verein füllen die Befragten unterschiedlich aus. Das Spektrum reicht von denen, die zwar regelmäßig die Versammlungen auf Landes-, Bundesebene o.Ä. besucht, aber nie eine Führungsposition übernommen haben (z.B. Bernhard Honsel) bis hin zu denen, die im Lauf der Zeit verschiedene Ämter auf verschiedenen Ebenen innehatten. *„Ich bin immer wieder in die Verantwortung gegangen“*, fasst z.B. Dietrich Redecker (DR 333-334) die vielfältigen Ämter, in denen er sich bislang für die TZI engagiert hat, zusammen.

Deutlich wird in den Gesprächen einerseits, dass die Motivlagen für ein persönliches Engagement im Verein recht unterschiedlich sind. Anita Ockel übernahm z.B. im damals neu gegründeten Landesverband Niedersachsen das Amt der ersten Vorsitzenden hauptsächlich, weil ihre damaligen männlichen Mitstreiter aus Angst vor Interessenskonflikten zwischen dem Verband und ihrer Arbeitsstelle nicht zur Verfügung standen. Sie sah schlichtweg eine

Notwendigkeit und entschied pragmatisch (vgl. AO 64-66). Dietrich Redecker hingegen nennt durchaus auch „Spaß“ als Motiv, sich 2006 erneut aufstellen zu lassen, diesmal für das Leitungsteam der Internationalen Graduiertenkonferenz (vgl. DR 333).

Beim Blick auf die eigene Rolle im Verein wird andererseits deutlich, dass neben persönlichen Motiven auch äußere Rahmenbedingungen die Übernahme eines Amtes beeinflussen. Dazu gehört zum Beispiel das Vorhandensein einer Infrastruktur, freie Zeitkapazitäten, familiäre Unterstützung sowie weitere Verpflichtungen. Günter Hoppe, der sich stark für die Entstehung des Verbands im Rheinland eingesetzt hat, schildert z.B.:

> *„Ich hatte das Haus zur Verfügung und hatte die Sekretärin zur Verfügung, mein Chefsekretariat. Und sie hat dann auch das Sekretariat für den Verein geführt“ (GH 221-222). Er fand Unterstützung von Marga Müller-Mehring, die diese Arbeit übernehmen konnte, weil sie damals nicht in ihrem eigentlichen Beruf als Lehrerin tätig war. Zeitliche Flexibilität war auch für das Engagement von Dietrich Redecker eine wichtige Voraussetzung: „Ich war in der Regel Herr meiner Zeit, von daher konnte ich mir das einrichten“* (DR 286-287).

Zugleich gibt er ein Beispiel dafür, dass auch die familiäre Unterstützung wichtig ist. Als er sich im Jahr 2000 entschied, sich nach seiner Pensionierung nun für den internationalen Vorstand des Vereins aufstellen zu lassen, musste auch seine Frau zustimmen. Manchmal sind diese Freiräume aufgrund anderer Verpflichtungen aber auch nicht gegeben. Martha Fehlker schildert, dass ihr Engagement teils begrenzt war,

> *„weil es einfach meine Kraft nicht mehr zuließ. Ich war in zwei Bereichen beruflich tätig und privat über Jahre pflegerisch gefordert“* (MF 157-158).

Für die Entscheidung, ob ein einmal aufgenommenes Engagement im Verein oder ein übernommenes Amt dauerhaft fortgeführt wurde, gab es verschiedene einflussgebende Faktoren. Deutlich wird in den Berichten, dass die zwischenmenschliche Ebene eine entscheidende Rolle spielte. Herrschte dort eine konstruktive Atmosphäre gegenseitiger Sympathie vor, so wirkte sich dies förderlich auf das Engagement aus. Für Dietrich Redecker war z.B. bei einer entsprechenden Entscheidung die Überlegung ausschlaggebend:

„Mit euch beiden anderen im Team macht es Spaß. Ja, das mache ich" (DR 332-333).

Manchmal waren diese menschlichen Begegnungen so wichtig, dass darüber das Sachthema zeitweise in den Hintergrund trat:
„Ich war etwa fünf bis sechs Jahre im Wissenschaftsausschuss. Wir haben uns sehr regelmäßig getroffen, hatten immer ganz viel Spaß miteinander. Es waren Menschen mit dabei, die ich sehr schätzte, und wir haben heiß diskutiert. Da habe ich das gefunden, was ich suchte: eine intellektuelle Auseinandersetzung. Nicht nur das, sondern gleichzeitig eine menschliche Atmosphäre, aber das war ja bei TZI sowieso der Fall. Ich weiß auch gar nicht mehr ganz genau, was wir da eigentlich gemacht haben. Wir haben immer irgendetwas entwickelt. Ich habe nur noch in Erinnerung, wie wir uns freuten, wenn wir uns trafen. Wir hatten viel Spaß miteinander" (MF 165-171).

Als Faktoren, die einem Engagement entgegenwirken können, werden von den Befragten ebenfalls Aspekte des WIR genannt, wie z.B. „Rivalitäten" (vgl. AR 316-318) und „Eifersüchteleien" (vgl. GH 217-227). Der Faktor Macht spielt eine ambivalente Rolle. Einerseits eröffnete die Übernahme von verantwortlichen Positionen und damit auch von Macht im Verein eigene Gestaltungsspielräume. Andererseits konnte sie sich auch hinderlich auswirken, wie die Erfahrung von Anita Ockel zeigt:
„(W)ir dachten, unsere Stellung sei gefährdet. Das werde ich nie vergessen: Die Macht hatte uns. Da habe ich gedacht, das will ich nicht, und das erste Mal gelernt, was Macht bedeutet – ungute Macht" (AO 61-63).

Ähnlich verhält es sich mit der Verantwortung für die finanzielle Ausstattung des Vereins, die sich ebenfalls förderlich oder hinderlich auf das Engagement auswirken konnte. Dietrich Redecker z.B. kam diese Aufgabe entgegen:
„Ich habe die Rolle des Kassierers in einer sehr kritischen Zeit übernommen. Mein Vater war Steuerberater. Und daher habe ich dank der informellen Ausbildung, die ich zu Hause in Richtung Finanzen genossen habe, ganz schnell einen Durchblick gehabt und konnte auf

den Punkt bringen, was im Argen lag" (DR 312-315). Anita Ockel hingegen erinnert: „Nach zwei Jahren hatte ich dann aber genug. Das hat mir überhaupt nicht zugesagt, vor allem, dass ich immer zusehen musste, dass wir Gelder bekommen" (AO 68-70).

▷ „Es war kein Bruch mit der TZI, nur mit dem Verein" Abschied und Austritt

Nahmen die hinderlichen Faktoren und die empfundenen Kritikpunkte im Laufe der Vereinszugehörigkeit überhand, so konnte es zu einer Distanzierung, manchmal auch zu einem Bruch mit dem Verein kommen. Teilweise war dies nur beinahe der Fall, wenn z.B. eine schlechte Betreuung während des Graduierungsprozesses und damit verbundene mangelnde Perspektiven für Frustration sorgten. Diese Erfahrung konnte aber auch dazu beitragen, andere Schwerpunkte im eigenen Engagement zu setzen, wie das Beispiel von Angelika Rubner zeigt:

> *„Ich war so frustriert über meine Behandlung, dass ich aus dem Verein austreten wollte. (...) Diese Erfahrung ist sicherlich ein Grund, warum ich mich in der Graduierungskommission so für Transparenz stark gemacht habe. Die Leute müssen wissen, was verlangt wird und was nicht"* (AR 121-136).

Zu einem tatsächlichen Ende ihrer Mitgliedschaft kam es bei dreien der hier Befragten, bei Ulrich Hage, Paul Matzdorf und Barbara Langmaack. In den Gesprächen mit ihnen wurde jedoch auch deutlich: „Es war kein Bruch mit der TZI, nur mit dem Verein" (UH 248). Persönliche Kontakte zu anderen aktiven TZI-Lehrenden und -Lernenden, mit denen sich teils Freundschaften gebildet hatten, blieben in der Regel erhalten. Der Lehrvertrag wurde zwar jeweils mit dem Austritt aufgelöst; dies hatte jedoch nicht zwingend zur Folge, dass die Graduierten sich nicht mehr in der Lehre der TZI engagierten:

> *„Das hat der Weiterführung meiner Kurse wenig geschadet. Die meisten wollten ohnehin keine Ausbildung im Rahmen der Vereinsvorgaben, sondern das System oder die Methode kennen und nutzen lernen"* (BL 239-241).

Die Entscheidung für den Austritt aus dem Verein war in der Regel insbesondere mit der Kritik an einer empfundenen Überregulierung und als hemmend wahrgenommenen Strukturen verbunden. So schildert z.B. Ulrich Hage (UH 241-248):

> *„Ich hatte den Eindruck, dass wir uns an Strukturen abarbeiteten, statt dass die Strukturen uns das Arbeiten ermöglichten und erleichterten. Mein Standpunkt war: Wir sind über 2.500 km verstreut. Wir müssen eine Struktur haben, die leichtfüßig ist, transparent, glaubwürdig und offen für Partizipation, wo nicht jeder bei allem mitmischen muss, sondern nachvollziehbare Entscheidungen der beauftragten Vorstände und Ausschüsse in begründetem Vertrauen mitträgt oder umsetzt. Wir hätten m.E. mit einem Vertrauensvorschuss arbeiten müssen. Das war fast nicht möglich, und dann habe ich mich zurückgezogen." Barbara Langmaack begründet ihre damalige Entscheidung wie folgt: „In diesem Verein, der aus meiner damaligen Sicht Regel und Methode vor den Menschen zu stellen versuchte, wollte ich nicht lehren. Auslöser war damals, dass ein Kollege aus Berlin sagte, man möge doch eine Regel einführen, um zu verhindern, dass Graduierte über 60 (oder 63) noch in Firmen arbeiten. Das war für mich der Höhepunkt von einem Prozess, der sich schon angebahnt hatte; es wurde immer verkopfter, verschulter und alles stärker reglementiert. Wahrscheinlich hatte es auch mit unaufgearbeiteter Konkurrenz zu tun. (...) Durch diese Überreglementierung hat es für mich eine Erstarrung gegeben, in der ich nicht kreativ bleiben und nicht weiterhelfen konnte"* (BL 223-231).

Teilweise war die Entscheidung für einen Austritt auch eine generelle Entscheidung, die nicht nur das Ruth Cohn Institut betraf:

> *„Mir gefällt diese ganze Art von Management nicht. Ich bin in keiner Institution mehr, ich bin aus allen möglichen ausgetreten"* (PM 398-400).

Insbesondere der Austritt von Barbara Langmaack, die zu diesem Zeitpunkt u.a. bereits Standardwerke zur TZI verfasst hatte, sorgte für einiges Aufsehen. Dies zeigen z.B. viele Briefe von weiteren Engagierten im RCI, die sie damals erhalten und aufgehoben hat. Darunter befindet sich auch ein Brief von Ruth Cohn selbst, in dem Verständnis für ihre Entscheidung deutlich wird, aber auch der Appell, Kritik am Verein im Verein selbst zu äußern:

> *„Barbara, ich habe heute den Brief in die Hände bekommen. (...) Ich sehe Deine Verzweiflungstat und den Austritt aus dem Geist der TZI. Die sind selbstherrlich im verrückten Geist, die schlagen so TZI und WILL kaputt. Ich möchte, dass Du so schnell wie möglich wieder eintrittst. Mit alledem steht das Herz still. Ich bin gelähmt. Es muss was geschehen, aber nicht so viel von mir (R.C., Anm. d. Verf.). Ich danke Dir von Herzen, dass Du die Abwehr in Bewegung und in die Welt gebracht hast, was vorher offenbar nicht geschehen ist. Ich möchte Dich stützen"* (BL 247-253).

Trotz dieses energischen Appells der Begründerin der TZI selbst sah sich die Empfängerin damals aber angesichts ihrer Kritikpunkte nicht in der Lage, ihre Entscheidung rückgängig zu machen.

An diesen drei Beispielen wurde deutlich, dass einer der wesentlichen Kritikpunkte am Ruth Cohn Institut die zeitweise als schwerfällig empfundene Struktur und die vermeintliche Überregulierung ist.

> *„Der Verein (...) beeinträchtigt mit gewissen Regelungen die Qualität der Arbeit" (MK 198-199). Zu diesen weiteren Diskussionspunkten gehört auch die wiederholt aufgeworfene Frage nach einer Trennung von Verein und Ausbildung – eine Trennung, die Ruth Cohn selbst angeblich nicht gewollt hat. Derzeit sind beide Aspekte unter dem Dach des Ruth Cohn Instituts vereint. Immer wieder ist jedoch überlegt worden, die Ausbildung in TZI von dem Verein zu trennen. Dahinter steht u.a. die folgende Hoffnung: „Wenn die Ausbildung und der Verein getrennt sind, könnte der Verein vielleicht auch gesellschaftlich aktiver sein und sich deutlicher positionieren"* (MF 154-156).

▷ „Wenn ich Menschen heute besser behandle als gestern, ist das ja noch nichts, was das RCI nach außen bekannt macht" – Wünsche für den Verein

Wie schätzen die befragten Graduierten der ersten Generation die Zukunft des Vereins ein, und was wünschen sie sich und dem RCI? Auch diese Frage spielte in den Interviews immer eine Rolle. Einige kritische Aspekte wurden bereits genannt. Bezüglich der vorgenannten Kritikpunkte formuliert Dietrich Redecker z.B. folgende Perspektive:

„Ich wünsche dem Verein, dass die Balance zwischen dem lebendigen Lernen auf der Basis der humanistischen Axiome auf der einen Seite und das Strukturieren (...) auf der anderen Seite immer gelingen möge" (DR 341-343).

Zu diesem Punkt kommt hinzu, dass das RCI generell, ebenso wie andere ehrenamtlich getragene Vereine und Verbände, von allgemeinen Entwicklungen des Engagements in Deutschland betroffen ist. Einen positiven Ausblick wagt Martha Fehlker (MF 160-163):

„Die Menschen sind heute vereinsmüde. Man geht nicht mehr in den Verein. Insofern ist das auch bei TZI so. Das muss man nüchtern sehen. Aber es ist natürlich eine Frage an TZI, ob es gelingt, das Vereinsleben lebendig zu erhalten. Denn es kommt ja wohl einmal wieder, dass Menschen sich auch wieder freudiger einem Verein zuwenden." Hier gilt es, auch über andere Engagementformen und Zugangswege nachzudenken, um evtl. auch den Interessierten Raum zu geben, sich einzubringen, für die die Übernahme eines klassischen Vereinsamts aus verschiedenen Gründen vielleicht nicht in Frage kommt.

„Mehr Außenwirkung!" (MM 251) – so lautet ein weiterer, häufiger genannter Wunsch für die Zukunft. Marga Müller-Mehring wagt einen Erklärungsversuch, warum diese Forderung im RCI nicht von Beginn an leichtfüßiger umgesetzt wurde:

„Für mich war der erste Schritt, dass ich mich mit mir als Person beschäftigt habe und versucht habe, für mich eine Haltung zu finden und zu leben, und ich habe den Eindruck, dass das den meisten Leuten so ging, aber das hat natürlich wenig Außenwirkung. Wenn ich Menschen

heute besser behandle als gestern, ist das ja noch nichts, was das Ruth Cohn Institut nach außen bekannt macht" (MM 236-239).

Gewünscht wird, dass die guten Praxisansätze, Konzepte, Methoden und Ideen, die es innerhalb des RCI gibt, gebündelter und nachhaltiger auch nach außen dargestellt werden. Dazu gehört genauso, die Frage zu stellen, wie sich die TZI am Markt verkaufen könne, sagt Müller-Mehring und bemerkt, dass diese Frage lange Zeit verpönt war (vgl. MM 241). Eine größere Außenwirkung könne z.B. durch die Präsentation bei Messen wie der „Didacta" erzielt werden. Ebenso das Logo oder die Bündelung der Veranstaltungen in einem gemeinsamen Seminarverzeichnis würden dazu beitragen.

Neben diesem Blick nach außen wurden in den Gesprächen überdies Wünsche für das interne Miteinander formuliert, wie z.B. der folgende:

„*Ich wünsche dem Verein, dass die Kommunikation zwischen der Zentrale und den Regionalvereinen und Fachgruppen gelingt, bis hin zu den einzelnen Mitgliedern - auch zu denen, die im Verein nicht aktiv sind*" (DR 338-340).

Diese Aspekte erscheinen den befragten Graduierten wichtig, wenn es um die Zukunftsfähigkeit des RCI geht.

Barbara Langmaack

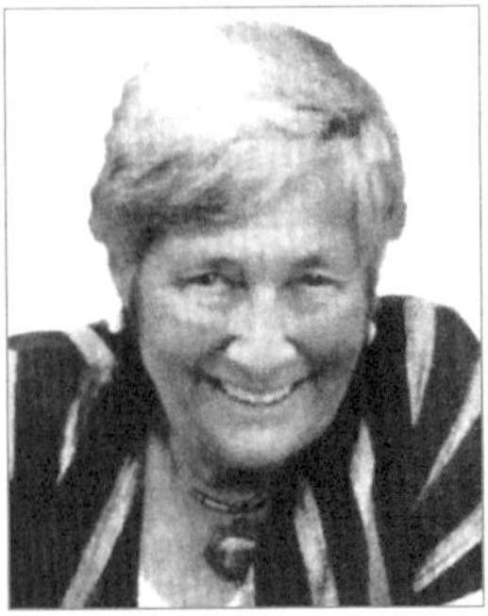

Dipl.-Landwirtin
Ehe- und Lebensberaterin
Graduierung: 1980

„Was man tun muss, damit Leben wächst und sich Samen bilden können, lernt man in Wachstumsabläufen in der Natur, eben in der Landwirtschaft und nicht auf dem Papier. Ich habe gelernt, später auch bei Klienten und Gruppen warten zu können, bis etwas wächst und hinzuschauen, welchen Wachstumsschub es jetzt braucht. Das meiste davon sieht man gar nicht unmittelbar und erfährt es auch nicht sofort."

„Später habe ich die Frage gestellt, wie man die TZI auch schriftlich weitergeben kann. Was man face to face lehren kann, müsste man doch auch – wie in anderen Methoden – schriftlich ausdrücken können. Das war mein Impuls, das Konzept aufzuschreiben – möglichst verständlich, so dass es sich nicht in ‚TZI-Sprache' verfängt. Der Titel ‚Themenzentrierte Interaktion' liegt jetzt in der 5. Auflage vor."

5

„Ich habe erlebt, wie persönliches Wachstum beginnt und fortschreitet"

Living Learning – TZI lernen und lehren

TZI für den persönlichen Lebensweg zu entdecken, TZI in das eigene Leben und Wirken zu integrieren, das ist wesentlich für jeden und jede unserer Gesprächspartner/innen. Die Begegnungen mit der Methode und mit der Person Ruth Charlotte Cohn (RC), ihrem Agieren und ihrer Ausstrahlung, ließ die damals bereits Erwachsenen nach Möglichkeiten suchen, TZI auf eigene Weise zu erlernen.

In den Jahren des Aufbruchs und der Hinwendung zu diversen Gruppen-Methoden, die vorwiegend aus den USA kamen, rückte ebenso die TZI in den Blick.

> *„So wollte ich im Vergleich TZI kennen lernen. Ich wollte eigentlich nur wissen, was das ist. (...) Die andere Arbeitsweise der TZI hat mir gefallen, und so habe ich weitere Kurse besucht und noch einen und noch einen. (...) Ich bin auf diese Weise zur TZI gekommen" (MF 16, 19-21).*

Auch Anita Ockel beschreibt die damalige reine Neugier auf den Ansatz: *„TZI, da gehen wir mal hin..."* (nach AO 374).

▷ *„Ich suchte ein gutes Konzept für meine berufliche Arbeit"*

Martha Fehlker beschreibt ihre Motivation, sich TZI als Gruppenmethode anzueignen, so:

> *„Dieses authentische Verhalten, das wird da wirklich geübt. Es wird nicht nur geübt, sondern es wird versucht, authentisches Verhalten zu leben! Das sind Lernprozesse, die lange dauern, und ich habe solche Lernprozesse durchaus erlebt in Gruppen. Insofern hat mir die TZI viel gegeben"* (MF 58).

Ulrich Hage erzählt:

> *„Mit TZI bin ich bereits Anfang der 70er Jahre in Kontakt gekommen. Als ich 1972 im Otto-Versand den Bereich Personal- und Organisationsentwicklung aufbaute, begegnete ich Klaus W. Vopel. Dieser kreative und unternehmungsfreudige junge Mann organsierte und leitete damals im Rahmen der Universität – das Stichwort war Hochschuldidaktik – Forschungsprojekte zu gruppendynamischen und lernpädagogischen Inhalten, u.a. auch zur Themenzentrierten Interaktionellen Methode, wie TZI damals hieß. In diesem Zusammenhang besuchte ich auch mehrere Kurse bei Ruth Cohn in der Schweiz. Warum bin ich zu ihr hingefahren und nicht zu anderen berufsbezogenen Fortbildungen, die es damals durchaus auch gab? Ich habe mir diese Frage seinerzeit, wenn überhaupt, so nicht gestellt. Aus heutiger Sicht würde ich sagen, dass meine Entscheidung persönliche und berufsbiographische Hintergründe hatte. Ich kam aus einem protestantischen Elternhaus und hatte Religions- und Sozialpädagogik sowie Sozialpsychologie studiert. Die Werteorientierung der Humanistischen Psychologie und des Organizational Development (OD) (...) sprach mich an. Und die in den Forschungs- und Trainingsgruppen gelernte und im sozialen Feld praktizierte Gruppendynamik und Kleingruppenarbeit vermittelten mir die Hoffnung, dass ein lebendiges Lernen, in das alles, was den Menschen ausmacht, einbezogen ist, nicht nur in kirchlichen und sozialen Organisationen, sondern auch in Wirtschaft und Gesellschaft möglich sei. Dort in Amerika habe ich es in den Ansätzen der Humanistischen Psychologie (Maslow, Rogers, Berne), der Gruppendynamik und des*

Organizational Development gefunden, und eben diese Erfahrungen und Erfahrungsmöglichkeiten sah ich auch bei Ruth Cohn, von der ich schon in den Staaten gehört hatte, mit ihrer TZI" (UH 27-49).

„Mich hat DAS interessiert, was MIR für MEINE Arbeit mit den Menschen hilft", betont Paul Matzdorf (PM, 7-8) im Hinblick auf die TZI und die Suchbewegungen für seine pädagogische Praxis. Vor dem zeitgeschichtlichen Hintergrund des Neu-auf-die-Suche-Gehens - „Im Grunde genommen ist ja die pädagogische Entwicklung in Deutschland 1933 abgeschnitten worden" (PM 12-13) - findet er in der US-amerikanischen Literatur einen Artikel von Ruth Cohn: „Da fiel mir ein Artikel von Ruth Cohn in die Hand, in Englisch. (...) Das war mein erster Berührungspunkt. Weit vor jedem Kontakt mit der praktischen TZI" (PM 15).

Bernhard Honsel berichtet:

„Mir war (...) klar, dass TZI die Integration meiner bisherigen Erfahrung in der Gruppenarbeit war und dass unsere Arbeit (in Gemeinde und Pastoralausbildung der katholischen Kirche, Anm. d. Verf.) von diesem Ansatz gut weiterentwickelt wurde, (...) TZI eine Hilfe sein könnte auf meiner Suche nach größerer Identität und Authentizität" (BH 21-24).

TZI im Findungsprozess von ‚Eigenem', von progressiver Pädagogik und von handfesten, also umsetzbaren Reformen, wird in den Gesprächen mit der ersten Generation immer wieder als Befreiungsakt dargestellt, manchmal gar als eine ‚Erlösung' geschildert. Als hätte ein elementares Stück im Lebens-Mosaik gefehlt und würde nun gefunden, erlebt und für die eigene Biografie jeweils neu erfunden, also modifiziert angeeignet.

▷ „Was ich dort gelernt habe, hätte ich auf keiner Universität lernen können"

TZI konnte – und kann – mit „einer bunten Berufsbiografie", wie Rena Krebs (RK 88, 252) sich ausdrückt, gelernt werden. Dies war und ist im deutschen, streng „Abschlüsse" fordernden Bildungssystem speziell.

> *„Sie (Ruth Cohn, Anm. d. Verf.) ist an einem wichtigen Wendepunkt in mein Leben getreten, und ihrer Methode und Philosophie verdanke ich mein gesamtes späteres reiches freiberufliches Leben." Rena Krebs blickt anerkennend und dankbar darauf zurück, „dass ich in der Mitte des Lebens eine nicht-universitäre Berufsausbildung bekommen habe, dass ich auf ein internationales Ausbildungsinstitut gestoßen bin"* (RK 107-109, 261-262).

> *„Später hat Ruth mich noch öfter gefördert und zur Arbeit in den Gremien gedrängt. Sie hatte wohl gespürt, dass mir Berufskampf fehlte. Über viele Jahre hindurch war ich dann eine Art Protagonistin der Gruppe 4 ‚Jedermann' in WILL Europa. „Hausfrauen, Studenten, Arbeitslose, Architekten" so wurde diese Gruppe beschrieben. Die ersten drei Gruppen waren ‚Therapeuten, Lehrer und Organisatoren'. Wir waren die ‚Jedermänner' oder ‚Jederfrauen'"* (RK 55-59).

> *"Jeder lernt individuell, wir lernen assoziativ, und irgendwie ergreifen wir eine Sache und verleiben sie uns ein." Es gäbe „eine Art Wachstumskern in uns drin, wo wir Sachen, die wir dazulernen, uns anverwandeln."*

So beschreibt Marga Müller-Mehring (MM 170-171) für sich den Prozess des Erlernens von TZI.

Bernhard Honsel berichtet von seinem und Gerda Deiterts „Learning by doing":

> *„Richtig gelernt haben Gerda und ich durch die Kurse, die wir selbst gestaltet haben"* (BH 74-75).

Auch Barbara Langmaack verweist darauf, dass sich in der Aneignung von TZI kognitive und leibliche Prozesse notwendig verknüpfen:

> *„Im Prinzip kann es jeder Mann und jede Frau lernen, unabhängig davon, in welchem Bereich sie tätig sind. Im Kopf kann man es einfach lernen. Aber alles, was man dort lernt, muss sich vom Kopf aus dann im Körper rumsprechen, bevor man es leben, vorleben und vermitteln kann“* (BL 268-273).

Weiterhin bedeutete die Aneignung der TZI ein leiblich-ganzheitliches Erleben und Erfahren:

> *„(D)ie Wahrnehmungsfunktion meines Leibes muss ich kennen lernen. Ruth Cohn war ja auch leibzentriert, das hat mir natürlich auch gefallen, dass das nicht so überspielt wurde“* (GH 137-139).

▷ „Ich bin noch mal 16 gewesen bei Ruth Cohn“

Der persönliche Hunger nach einer Art der ‚Nachentwicklung und -reifung' wurde in der Begegnung mit TZI gestillt.

> *„Ruth Cohn war wirklich unerbittlich und hat immer wieder ein Thema gebracht, und wir (kursteilnehmenden Analytiker/innen, Anm. d. Verf.) waren immer erneut ärgerlich. Erst langsam hat sich das gegeben, durch ihre Standhaftigkeit“. „Dafür war diese persönliche Entwicklung nötig bei TZI, auch mit allem Negativen, z.B. weinen zu lernen...“* (AO 26-28, 160-161).

> *„Die Entwicklung zur Demokratie mussten wir erst lernen. Das war ein großes Problem, wo die TZI natürlich ganz besonders gut passte. ...Sie kam wie gerufen“* (AO 307-309).

Einige Befragten betonen, dass und wie die teils charismatischen Persönlichkeiten ihnen die TZI lebhaft, intensiv und nachhaltig vermittelten. Sie haben

> *„Leiterinnen und Leiter der ersten Generation erlebt, die mit geistiger Weite und gelassen Gruppen beseelten und die Balance hielten im Vier-Faktoren-Bereich"* (MF 64-65).

Matthias Kroeger berichtet:

> *„Es war überhaupt nicht die Methode, die mich angesprochen hat, sondern die Lebendigkeit der Person Ruth Charlotte Cohn; und dass mich da jemand provozierte", „die Eröffnung der Möglichkeiten, zu fühlen und zu reden" ließ Matthias Kröger „aus den Latschen" kippen. Er betont, keinesfalls durch die theoretischen Hintergründe der TZI „abgelenkt" worden zu sein* (MK 17-19, 16-17, 27).

Deutlich wird auch die Begeisterung für Spezialistinnen und Spezialisten in bestimmten Bereichen: So erwähnt Martha Fehlker z.B. die Lehrende Marianne Zollmann für das Methodische (MF 95), Dietrich Redecker bezieht sich auf Michael Frickel für die Verbindung von Meditation und TZI (DR 426-447).

Verwobensein von Privatem und Professionellem in der Aufnahme der Methode und Haltung der TZI wirken tiefgreifend und münden entsprechend in eine ganzheitliche Weitergabe und Lehre.

▷ *Living Learning*

TZI vermittelt in Verhalten und Kommunikation vor dem Hintergrund der Grundannahmen von ‚Ehrfurcht vor allem Lebendigem' sowie ‚Autonomie und Interdependenz' elementare soziale und politische Werte. Es wurde – und wird – die Unmittelbarkeit von Leben-Lernen im Sein erfahren:

> *„Du hast Dich gestritten und es hat nichts gemacht. Das ist diese Normalität." Es geht darum, „zu reden, Sprache zu gebrauchen, wie sie mir zur Verfügung steht, (...) hinzuhören und (...) mit meiner Sprache gehört zu werden, nicht interpretiert, nicht etikettiert zu werden"* (PM 127-129, 133-140).

Das Erlernen von humaner Interaktion in der Begegnung mittels Themen förderte die Ausbildung der Persönlichkeit, respektvoller Dia- und Multilog wirkte faszinierend.

Das kognitive Erlernen der TZI sei einerseits eine klassische Einführung *„in die vier Faktoren, die Axiome, die Postulate“*, sagt Dietrich Redecker (DR 7); andererseits sei es mit den jeweilig persönlichen Neigungen, aber auch biografischen Ausprägungen erfüllt. Die Verbindung sieht Dietrich Redecker in der Körperarbeit:

> *„Körperarbeit in der TZI ist für mich keine Sache, die man nebenbei machen kann, deswegen sage ich auch Körper-Bewegungsarbeit“* (DR 363-364).

In den Gesprächen mit einigen Interviewten wird wiederholt deutlich, dass ‚learning by doing' so miteinander verzahnt war, dass das Organisieren eines TZI-Kurses im Rahmen des Fortbildungskanons der eigenen Profession einen gleichzeitigen Effekt des Mit-Lernens durch den Organisierenden bedeutete.

> *„Wenn mir Ausbildungskandidat/innen sagen, es sei so schwer, an eine Co-Leitung dran zu kommen, dann entgegne ich ihnen immer: ‚Nehmt es selbst in die Hand!‘“* (DR 493-494).

▷ *Peergruppen*

Das gemeinsame Erleben und Gestalten von Lernprozessen in den Kursen ist typisch für die TZI. In den Kursen fanden und finden sich Gleichgesinnte, die sich teils über Jahrzehnte in selbstorganisierten Begegnungen weiter vernetzen. Peergruppenarbeit – auch in der Struktur der heutigen Ausbildung erwünscht – ermöglicht selbstorganisierte Weiterentwicklung für die jeweilige Person, bis ins hohe Alter. Anita Ockel spricht von den „UHUs“, einer Gruppe „Unter Hundertjähriger“, mit denen sie sich nach wie vor trifft (AO 105-110).

Auch Martha Fehlker erzählt von nachwirkenden Bindungen in der Peergruppe:

„Die Peergruppe, die war auch wichtig für mich. Wir hatten hier in Münster eine sehr intensive Peergruppe. Zu den Peers habe ich heute noch Kontakt. Wir haben uns mindestens einmal im Monat getroffen – immer einen ganzen Samstagnachmittag. Wir haben uns unabhängig von TZI auch später noch getroffen. Wir waren alle an unterschiedlichen Stellen tätig und haben Fälle besprochen. Also das war eine wunderbare Gruppe. Ob wir immer TZI gemacht haben, das weiß ich nicht. Aber wir haben uns getroffen und hatten unsere Fragen zu besprechen. Und die waren sehr unterschiedlich. Es ging nicht nur um Berufliches, sondern zum Teil auch um sehr Privates. Ja, das war eine schöne Sache. Ich brauche auch heute nur anzurufen und der Kontakt ist wiederhergestellt" (MF 115-122).

Dietrich Redecker erinnert sich:

„Ich war in zwei Peergruppen. Zuerst hörte ich, dass Dietrich und Elfi Stollberg in Bethel einen Kreis als Peergruppe hatten. Da bin ich hingefahren. Dietrich war damals schon graduiert, Elfi erst später, auch Ulrike Rietz war dabei, noch nicht graduiert, und eine ganze Menge andere Leute. Es gab also viele Fortgeschrittene, manche hatten aber auch nur einen Kurs mehr als ich. Es war eine riesige Gruppe, 20 Leute etwa. Karl-Horst Wrage hat die Gruppe einmal supervidiert, das war unheimlich spannend. Ich habe Supervision dort das erste Mal erlebt. Und als ich hier in Witten Schulreferent wurde (1976), lernte ich Ruth Hoppe kennen, die Frau von Günter Hoppe, der RCI für TZI Rheinland/Westfalen gegründet hat (damals noch WILL Rheinland). Sie war in Ennepetal Leiterin der evangelischen Beratungsstelle und Ennepetal gehörte in meinen Arbeitsbereich. Ich habe Kontakt zu ihr aufgenommen, und kurz darauf hat sie eine Peergruppe ins Leben gerufen. Wir waren etwa sieben, acht Leute. Diese Peergruppe war für mich die nachhaltigere, weil ich mich da mehr geärgert habe als in Bethel. In dieser Gruppe wollte ich auch mehr aus meiner Arbeit zeigen. Ich habe das dann aber so sachlich gemacht, wie ich eben war. Ich weiß noch genau, ich wollte etwas über Normen und Werte, also zu den Axiomen arbeiten und habe einen Kurzfilm gezeigt. Die Einführung war mehr eine theoretische, kognitive. Da hat mich die Gruppe hinterher auseinander genommen, was ich denn eigentlich wollte, sie hätten von mir

überhaupt nichts gespürt und das sei langweilig gewesen. Ich war so etwas von wütend und habe ihnen das auch mitgeteilt.
Also es war viel mehr Auseinandersetzung in dieser Peergruppe. Die hat mich weiter gebracht“ (DR 56-73).

▷ Graduierung und eigene Lehre

Der Prozess der Graduierung ist eher selten in den Gesprächen thematisiert worden. Wenn das Gespräch darauf kam, so wurden vor allem zwei Aspekte benannt: zum Ersten, dass die Graduierung in früheren Jahren weniger formalisiert und auch schneller möglich war. Anita Ockel fasst diese Veränderungen wie folgt zusammen:

„Auch TZI ist anders geworden. In der Ausbildung gibt es jetzt sehr viele Auflagen, die wir nicht hatten. Es ist formalisierter geworden. Bis man zur Graduierung kommt, vergeht ein halbes Jahrhundert“ (AO 312-314).

In der Erinnerung an ihren eigenen Graduierungsprozess berichtet Angelika Rubner:

„So etwas wie eine Graduierungsrichtlinie gab es damals noch nicht. Man sollte seine eigene Chairperson sein und Kurse machen, von denen man meint, dass man sie noch braucht. Es gab auch keine klare Richtlinie für die Graduierungsarbeit. Eine Prozessanalyse musste man schreiben, aber nicht notwendig zu einem selbst geleiteten Kurs, Du konntest auch in der Co-Leitungsrolle sein“ (AR 108-111).

Zum Zweiten wurde berichtet, dass der Prozess der Graduierung für viele von Rückschlägen, Widerständen und Erfahrungen des Scheiterns begleitet war.

„Meine erste Arbeit zur Graduierung ist von der Graduierungskommission nicht anerkannt worden. Da musste ich eine neue Arbeit schreiben. (...) Ich war einer der ersten, von dem nicht nur ein Protokoll, sondern eine Prozessanalyse erwartet wurde. (...) Aber meine Arbeit

war immer noch mehr ein Protokoll als eine Prozessanalyse, die dürfte ich heute niemandem zeigen" (DR 45-53).

„Ich reichte also meine Arbeit ein und erfuhr dann nur, dass ich durchgefallen bin. Ich wusste nicht warum. Ich habe versucht, meine Kontaktperson in der Graduierungskommission anzurufen, aber sie war nie erreichbar. (...) Ich war bereit, zu akzeptieren, dass meine Arbeit nicht genügt, aber ich wollte wissen, warum" (AR 111-115).

Auch der große Einfluss von Ruth Cohn wird deutlich, insbesondere in der Schilderung des Erlebnisses einer weiteren Graduandin, die ebenfalls durchgefallen war.

„Die Mitgraduandin war eine Mutter von zwei kleinen Kindern und in engem Kontakt mit Ruth. Und die Ruth sagte: ‚Also die arme Frau hat zwei kleine Kinder, der kann man nicht zumuten, noch einmal eine Graduierungsarbeit zu schreiben. Ich kenne sie, sie ist in Ordnung, ihr könnt sie graduieren'" (AR 117-120).

Rena Krebs berichtet:

„Bojan von Plotho, meine gestrenge Mentorin, schrieb später erfreulicherweise über mich in ihrer Empfehlung: ‚(D)iese begabte Jedermännin hätte ich jetzt gern als Lehrkraft im Graduiertenkollegium'" (RK 55-61).

▷ TZI lehren

Während und nach der Graduierung schärften sich bei den Lehrbeauftragten ihre eigenen Profile als Leitungspersönlichkeiten, die jeweils eigene Prioritäten in ihren Kursen setzten. Martha Fehlker beschreibt ihr Anliegen in der Leitung von Gruppen und der Weitergabe von TZI z.B. wie folgt:

„Wichtig ist es, von Anfang an die Teilnehmer/innen selbst zu Leiter/innen zu machen und ihnen das Gefühl zu geben, ihr seid Leiter/innen. Als Moderator/in bist du sowieso schon immer einen Schritt voraus

> *durch die Intervention, die du setzt. Aber die Intervention kann auch immer gleichzeitig sein ‚Nimm deine eigene Leitung'"* (MF 284-287).

Neben der Forderung der Selbstleitung wird als ein weiterer Schwerpunkt die Ganzheitlichkeit der TZI genannt:

> *„Das Spezifische ist der Kompass der TZI, der davon ausgeht, dass die menschliche Seite ohne die sachliche verarmt und dass die sachliche ohne die menschliche Seite abstrakt bleibt, nicht eingebettet in den Lebens- und Lernprozess. (...) Dieses dosierte Hereinbringen, sei es des Themas, sei es der Beziehung und der Emotion, ist ein Spezifikum. Ich bin beidem als Leiter verpflichtet"* (MK 267-277).

Anita Ockel erinnert sich lustvoll an ihre Kursleitung:

> *„In den Kursen war es mir immer wichtig, dass es Auseinandersetzung gab. Auch mit mir. Dann ging ich in die Mitte. Es waren meist einzelne oder auch mal mehrere und dann haben wir uns da auseinandergesetzt. Und wie! Beate hat mit diesen Batakas (Anm.: Schaumstoffschlägern) gearbeitet. Mit denen haben sie sich gegenseitig geschlagen. Das war sehr wichtig. Angehängt wurde uns, das wäre alles so lieb in den Kursen. Aber das war keineswegs der Fall. Die Teilnehmer haben sich oft beschwert. Dann saß ich da in der Mitte oder am Rand und musste mir das anhören. Das fand ich aber ganz gut. Dann ließen wir uns immer irgendetwas einfallen.*
>
> *Einmal haben wir Hexe und Babuschka gespielt. Da war was los! Bei Nonnen im Haus. Die aßen neben uns. Wir stiegen alle durchs Fenster zu den Nonnen und aßen diese Hähnchenbeine vor ihnen. Bei meiner Abreise sagten sie: Ach, Frau Doktor, aber das machen Sie bitte nicht mehr. Die waren geschockt. Aber die Hexen waren nun mal außer Rand und Band. Das lag ihnen. Waren wahrscheinlich alles Frauen. Hexe und Babuschka – das war wunderbar, das werde ich nie vergessen.*
>
> *Wir waren ausgelassen bis zum Geht-nicht-mehr. Einmal haben wir ein Wort begraben, das uns nicht mehr passte. Das war im November. Wir sind losgelaufen und trafen zufällig am Friedhof auf Nonnen. Und dann haben wir zu schaufeln begonnen, um das Wort unter die Erde zu bringen. Es war nur ein Zettel. Im Halbdunkeln sind wir da bei*

den Nonnen auf den Friedhof gegangen und haben irgendwo gegraben. Leider weiß ich nicht mehr, was für ein Wort wir beerdigt haben. An solche Sachen kann ich mich noch erinnern. Heute ist es anders, rationaler" (AO 198-218).

Paul Matzdorf beschreibt den Prozess der Themenfindung in den von ihm geleiteten Kursen:

„Entscheidend ist eigentlich immer für mich gewesen, was in der Bearbeitung dieses Themas passiert. Und je nachdem, was es für ein Kurs war, habe ich ein Thema angeschrieben. Dann habe ich eine Sitzung gemacht, das war erst mal eine Eröffnungssitzung, da ging es gar nicht ums Thema, sondern da ging es ums Ankommen. Da habe ich die Teilnehmer oft was zeichnen lassen, was ihnen wichtig war, und anschließend haben wir darüber geredet. Da wurde über alles Mögliche geredet, nur nicht über den Kurs oder das Thema. So dass ein gewisser Kennenlernraum entsteht, vorsichtig. Und DANN erst kam das Thema. Das habe ich an die Tafel geschrieben, nicht immer. Dann habe ich eine Themensitzung gemacht und habe in etwa gesagt: Wie heißt dieses Thema für mich oder wie lautet das Thema, wenn ich das jetzt für mich formuliere? Da kam oft eine ganze Reihe von Themen dazu. Und dann musste ich nachweisen, und das ist mir nicht schwer gefallen, worin der innere Zusammenhang ihres Vorschlags mit dem Thema besteht. Wenn ich das Thema vordergründig behandele, dann ist die Frage, was bringt es an Wissen, an Informationen. Und wenn ich ein Thema behandele als das Dritte, das uns verbindet, bekommt das Thema einen anderen Gehalt. Das entsteht aus der Art, wie man zusammen an dem Thema arbeitet" (PM 476-489).

Dietrich Redecker verbindet prägende Lernerfahrungen mit dem eigenen Kurskonzept:

„In der Zeit als ich Michael Frickel kennenlernte, habe ich selbst viele Meditationskurse geleitet. (...) Ich habe dann einen Kurs bei Michael Frickel besucht. In dem Kurs ging es um TZI und Meditation. Im Grunde genommen war es ein Meditationskurs. Ich kann mich jetzt nicht mehr im Einzelnen an den Ablauf des Kurses erinnern. Aber es war Michael Frickel wichtig, die Tage mit ihren jeweiligen Themen

anhand des Dreiecks so wie in einem TZI-Kurs zu gestalten. Am ersten Tag ging es erst einmal darum, Kontakt mit dem inneren Zentrum aufzunehmen. Dann haben wir uns mit der Leibgestalt und der religiösen Gestalt des Kreuzes beschäftigt. Vom Kreuz ging es dann in den Kreis, in die Integration und anschließend um den Weg von mir nach draußen.
Wie in einem normalen Meditationskurs gab es Zeiten des Schweigens, die durch das Anschlagen einer Klangschale eingeleitet und ausgeleitet wurden. Sie (...) dauerten jeweils etwa eine halbe Stunde. Zu Beginn der Schweigezeit nannte Michael Frickel ein Thema, sehr prägnant, manchmal nur zwei Worte. Aber auch biblische Sprüche, ein Gedicht von Hesse oder ein Text aus dem Zen dienten als verbale Einleitung der Meditation. Nach der Schweigezeit gab es jeweils Aussprachen, die Michael Frickel manchmal unter ein Folgethema stellte. Anders als in strengen Meditationskursen gab es also im Sinne von TZI Interaktion, Gespräch z. B.: „Was ist mir aufgegangen, eingefallen, wo bin ich gelandet?". Das habe ich dann in meine Mediationskurse übernommen" (DR 429-447).

▷ Veröffentlichungen

Viele der Befragten haben in ihrer Rolle als Lehrbeauftragte auch Texte zur TZI veröffentlicht, weisen jedoch in den Interviews nicht ausdrücklich darauf hin. Neben Matthias Kroegers vielzitierter „Themenzentrierter Seelsorge" stechen diesbezüglich die grundlegenden Publikationen von Barbara Langmaack heraus. Ihr Anliegen schildert sie folgendermaßen:

„Später habe ich die Frage gestellt, wie man die TZI auch schriftlich weitergeben kann. Was man face to face lehren kann, müsste man doch auch – wie in anderen Methoden – schriftlich ausdrücken können. Das war mein Impuls, das Konzept aufzuschreiben – möglichst verständlich, so dass es sich nicht in ‚TZI-Sprache' verfängt" (BL 148-151).

Ein Blick in das Literaturverzeichnis im Anhang spiegelt die intensive Beschäftigung mit einzelnen Aspekten wider, die für die Gruppenarbeit jedoch wesentlich sind, so z.B. Anita Ockel zum Thema Widerstand und Störung oder Angelika und Eike Rubner zum Störungspostulat und zu den Entwicklungsphasen von Gruppen. Paul Matzdorf prägte nicht nur das Bild vom TZI-Haus und Günter Hoppe stieß vor allem die Diskussion um ein drittes Postulat in der TZI an.

Das Erlebnis des Verfassens eines gemeinsamen Artikels mit Ruth Cohn erinnert Anita Ockel dabei wie folgt:

> *„Einmal habe ich mit Ruth Cohn eine Arbeit geschrieben. Die gibt es auch noch. Aber das ging nur mit Tränen. Sie wollte immer alles nach ihrem Kopf gestaltet haben. Das war nicht schön. Ich fing dann immer an zu weinen, weil ich dachte, dass ich überhaupt nicht zu Wort kommen würde, als hätte ich überhaupt nichts zu bieten. Aber die Arbeit ist entstanden und auch veröffentlicht worden. Das war nicht gut. Ich war zu wenig aktiv und Ruth Cohn zu viel. Sie hätte es besser alleine geschrieben. Aber erst mal war ich natürlich geehrt, wie das eben so ist"* (AO 344-348).

Anders die Erinnerung von Paul Matzdorf an eine solche Kooperation:

> *„Einmal, ich habe ja diesen langen Aufsatz (in Löhmer u.a. 1992, Anm. d. Verf.) geschrieben. Das ist so gekommen: Der Verlag hat bei Ruth Cohn angefragt, sie solle einen Aufsatz schreiben. Ruth war mit ihrem Buch beschäftigt, da sagte sie zu mir: ‚Hast du Lust, schreibe das, ich habe keine Zeit.' Daraufhin habe ich den Artikel geschrieben. Aber als er fertig war, hab ich gesagt: ‚Also hör mal, jetzt soll ich alleine TZI vertreten. Kannst du nicht noch etwas dazu schreiben?' Sie hat dann aus ihrer Sicht, weil SIE ja die Erfahrung hat, ÜBER die ich geschrieben habe, das eingesetzt, und das sieht man dann auch stilistisch. Wenn SIE schreibt, dann schreibt sie doch nicht über sich als dritte Person. Das kann man bis heute in der ersten Fassung noch stilistisch nachvollziehen, wo sie dann eingestiegen ist (...) Ach, mir hat das zu dieser Zeit sehr viel Spaß gemacht, weil es eine Möglichkeit war, TZI zu durchdenken. Das war immer auch mein Interesse. Dieser Artikel kam mir entgegen, weil ich da nicht in erster Linie Gefühle*

zeigen musste, da musste ich reflektieren, das habe ich gerne gemacht" (PM 296-302, 324-326).

▷ *TZI verbreiten*

Welche Möglichkeiten und Wege nutzten die frühen TZIler/innen für die Verbreitung der TZI? Wie viele Menschen erreichten sie und auf welche Weise? Wie offensiv warben sie für die TZI? Und wie wichtig war es ihnen überhaupt, TZI nicht nur selbst anzuwenden, sondern weiterzuvermitteln? Während Martha Fehlker im Rückblick zufrieden ausrechnet, wie viele Studierende sie in TZI ausbilden konnte, berichten andere von viel Zurückhaltung bis hin zum bewussten Verschweigen. „Ich kann nicht in allen Gruppen TZI machen" (PM). Diese wiederholten Aussagen machen darauf aufmerksam, dass die Graduierten TZI als Methode in manchen Kontexten regelrecht „undercover'" verwendeten, ohne sie explizit offen zu legen.

„Im Hauptberuf war ich Professorin an der Katholische Hochschule (KatHO, früher: Katholischen Fachhochschule NRW d. Verf.). Einmal im Jahr, im Sommer- oder Wintersemester habe ich ein TZI-Seminar ausgeschrieben und den Teilnehmer/innen anschließend angeboten, wenn sie Interesse hatten, bei dem Kurs für Pastoralpsychologie mitzumachen. Das hat auch etwa ein Drittel genutzt. Insofern haben viele durch die KatHO die TZI kennengelernt und anschließend auch eine Ausbildung in TZI gemacht. Häufig habe ich die TZI-Kurse an der KatHO zusätzlich zu meinen offiziellen Lehrverpflichtungen angeboten. Mehr ging dann auch nicht. Ich habe wenig Kurse angeboten auf Landes- und Bundesebene, aber viele im Rahmen meiner Berufstätigkeit. Damit habe ich jährlich ca. 50 Teilnehmer/innen mit der TZI vertraut gemacht über einen Zeitraum von 30 Jahren" (MF 325-333).

„Von Anfang an war mir klar, ich kann nicht in allen Gruppen TZI machen. Da mir das klar war, habe ich auch andere Kurse gegeben, also zum Beispiel Zukunftswerkstätten, die gar nichts mit TZI zu tun hatten, aber wo ich auf der Grundlage von TZI gearbeitet habe. Und

dann haben die Leute eines Tages gefragt: Wie machst du denn das oder wie siehst du das? Dann kam die Geschichte mit der Prozessanalyse: Struktur, Prozess, Vertrauen. Ich habe mit ihnen besprochen, was der innere Zusammenhang ist zwischen dem, was eine Struktur ist, wo Struktur den Prozess kaputt machen kann, wo der Prozess so stark ist, dass die Struktur verlorengeht, und wenn die Struktur verlorengeht, dass das Miteinander verlorengeht usw. Das konnte ich offenlegen und sagen, das ist aus dem Konzept TZI, und das war dann Reklame für die TZI" (PM 546-554).

„*Beachte die Signale aus der Körpersphäre bei dir und bei anderen. Das heißt natürlich nicht: Singe oder mache Körperübungen oder Atemübungen, sondern achte drauf, dass der Körper miteinbezogen bleibt, auch in einem kognitiven interaktionellen Prozess. Wenn du die Leute bis an den Rand der physischen Erschöpfung mit Gedanken zudeckst, werden sie nicht mehr zuhören. Ich muss also drauf achten, was geschieht. Und da hilft singen, Entspannungsübungen, tanzen, atmen, Musik hören dabei, eine ganz andere Ebene zu erreichen. Ich weiß wohl, dass in vielen Institutionen, z.B. in der Universität, in vielen Schultypen und anderen Institutionen, so etwas nicht möglich ist. Insofern tue ich etwas in den Workshops, was fast keinen Realitätscharakter gegenüber der normalen beruflichen Welt hat. Aber ich weiß, wenn Leute so etwas (ganzheitliche Methoden, Anm. d. Verf.) in Workshops erlebt haben, dass sie dann wenigstens einen Schmerz empfinden, es in ihrer heimischen Institution, einer Industriefirma, einem Vorstand usw. nicht machen zu können. Man kann so etwas nicht immer durchsetzen. Aber ich weiß, eigentlich ist die TZI als Ganzheitliches so gemeint, dass vom Denken über Sprechen über Singen über Fühlen über Körperbewegung alles dabei sein soll. Auch wenn es real nicht möglich ist. Ich will die Sehnsucht in die Leute versenken, damit sie wissen, was ganzheitlich ist. Und dass TZI so eigentlich gemeint ist*" (MK 241-255).

„*Bis zur Wende habe ich mehrere Jahre die Eheberater in der DDR fortgebildet. Das habe ich meistens alleine gemacht, selten mit Kollegen. Bei der Leitung dieser Gruppen konnte ich die TZI anwenden,*

natürlich, ohne es als methodisches Instrument zu benennen oder sie offiziell zu lehren. Diese Herausforderung hat mir in meinem eigenen Verständnis der TZI sehr geholfen. Seitdem weiß ich: Wenn ich den methodischen Hintergrund explizit erklären muss, habe ich bei meiner Anwendung einen Fehler gemacht (Ausbildungskandidaten ausgenommen). Vielleicht ist das ein Grund dafür, warum das Werben für eine TZI-Ausbildung relativ schwierig ist. (...)
Ich musste mich dort sehr kontrolliert verhalten, um nichts ‚Falsches' zu tun oder zu sagen. Ich musste die Methode in dort übliche und erlaubte Denk- und Handlungsmodelle einfügen und dann schauen, was verstanden wurde und welche Übersetzungsmöglichkeiten es überhaupt gäbe." (BL 178-185, 188-191).

„*Für mich war der erste Schritt, dass ich mich mit mir als Person beschäftigt habe und versucht habe, für mich eine Haltung zu finden und zu leben, und ich habe den Eindruck, dass das den meisten Leuten so ging, aber das hat natürlich wenig Außenwirkung. Wenn ich Menschen heute besser behandle als gestern, ist das ja noch nichts, was das Ruth Cohn Institut nach außen bekannt macht.*
Und das andere ist: das gespaltene Verhältnis von TZI und Markt. Zu gucken: Wie verkauft sich die TZI am Markt? Das war nicht möglich. Dieser Satz war verpönt. Man konnte den nicht aussprechen. Das bedaure ich sehr" (MM 236-242).

Prof. Dr. Paul Matzdorf

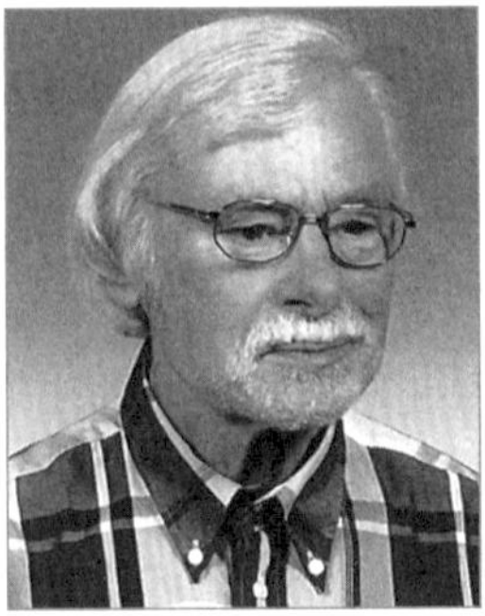

geb. 1925
Studium der Philosophie, Latein, Kulturwissenschaft
Professor für Pädagogik an der Fachhochschule Köln
Graduierung: 1985

„Für mich ist TZI die Möglichkeit FREIHEIT zu praktizieren. Nämlich Freiheit für den anderen. ‚Sei dein eigener Chairman', das sagt man zu dem anderen ja! Es geht mir darum, mich so zu verhalten, dass du frei sein kannst."

„Es gibt eine Art und Weise des Miteinander-Umgehens, die dem anderen aus seiner Klemme hilft, da ist sozusagen mein Umgang mit ihm keine Therapie, sondern meine Menschlichkeit."

„Es geht um das Gespräch, Sprache zu gebrauchen, wie sie mir zur Verfügung steht, auf die Sprache der anderen zu achten, hinzuhören. Auch um die Sehnsucht, mit meiner Sprache gehört zu werden. Dann zu merken, wer ich bin."

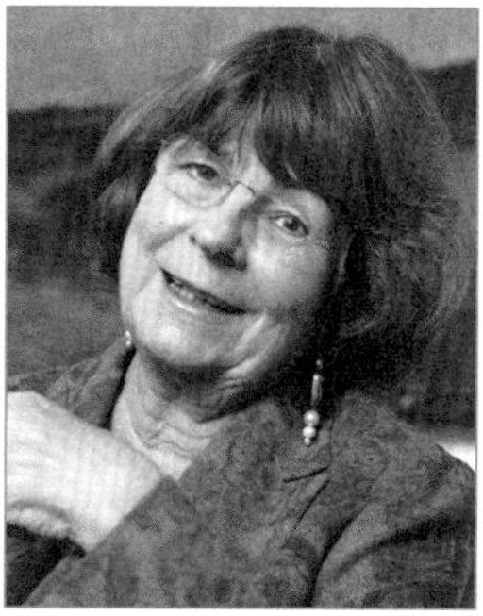

Dr. Marga Müller-Mehring

geb. 1932
Studium Deutsch, Latein, Sozialwissenschaften,
Gymnasiallehrerin
Graduierung: 1984

„Chancen der TZI für den Berufsalltag von Lehrenden in der Schule sind für mich: Zufriedenheit, Selbstgewissheit, Vergnügen am gemeinsamen Lernen, Begegnungen, Respekt geben und bekommen, Kooperation statt Konkurrenz, weg aus der Vereinzelung, offenere Kommunikation - und die Sicherheit, dass es immer Störungen gibt und auch Krisen und dass ich darin nicht untergehe, dass ich Möglichkeiten des Umgangs damit habe; Neugier und Liebe.“

6

„Es war zunächst ausschließlich ein professionelles Interesse“

TZI im beruflichen Umfeld

Die TZI hat recht zügig in verschiedene Berufsfelder Einzug gehalten. Die folgenden beruflichen Positionen hatten unsere Interviewpartner/innen inne:

- ▷ Psychoanalytische Praxis und freiberufliche Tätigkeit als Supervisorin und Beraterin (Angelika Rubner, Anita Ockel),
- ▷ Leiter einer Evangelischen Beratungsstelle, Schwerpunkt Eheberatung (Günter Hoppe),
- ▷ katholischer Priester mit eigener Gemeinde (Bernhard Honsel),
- ▷ evangelischer Pfarrer, Pfarrer im Schuldienst, Schulreferent zweier Kirchenkreise (Dietrich Redecker)
- ▷ Supervisorin, berufliche Weiterbildnerin, Eheberaterin (Barbara Langmaack, Rena Krebs),
- ▷ Lehrerin, Studienrätin (Marga Müller-Mehring),
- ▷ Fachhochschulprofessor für Pädagogik (Paul Matzdorf),
- ▷ Fachhochschulprofessorin für Soziale Arbeit und Sozialpädagogik (Martha Fehlker),
- ▷ Universitätsprofessor für Evangelische Theologie (Matthias Kroeger),
- ▷ Personalvorstand beim Otto-Versand (Ulrich Hage).

Bei aller Unterschiedlichkeit der Berufsfelder gibt es einige Gemeinsamkeiten, die jeweils von fast allen Gesprächspartner/innen berichtet wurden.

Alle zeigten mit ihrer jeweiligen Profession als Berater/in, pädagogische Fachkraft, Lehrer/in, Pfarrer, Professor/in eine starke Identifikation. Gemeinsam ist ihnen ein hohes Arbeitsethos mit starker Bindung an die Sachlogik ihres Faches. Dass sie sich auch emotional zeigen und öffnen durften, dass sie als ganzer Mensch angesprochen und wichtig genommen wurden, das war für viele von ihnen die Entwicklung, die durch die TZI angestoßen wurde. Bei vielen veränderte die TZI in der Folge auch ihr professionelles Selbstverständnis und Handeln tiefgreifend. Einige betonen, dass sie bereits vor ihrer Begegnung mit der TZI ‚eigentlich' bereits nach TZI gearbeitet hätten. Die TZI war für sie vor allem eine Bestätigung und Weiterentwicklung einer im Kern bereits entwickelten Arbeits- und Lebensweise.

Die meisten unserer Gesprächspartner/innen befanden sich in gesicherten beruflichen Positionen, die ihnen einigen Handlungsspielraum boten. Manche hatten die Möglichkeit, TZI-Kurse in ihre eigenen Einrichtungen zu holen, prominente TZIler/innen für die Supervision ihrer Mitarbeiter/innen zu gewinnen, ihr Sekretariat mit Aufgaben für den WILL-Verein zu beauftragen. Kurz: Sie konnten auch materiell gute „Gedeihräume" (Helga Herrmann) für eine Entwicklung mit TZI schaffen.

Für die TZI begeisterten sie sich, weil sie an grundlegenden Reformen in ihrem Fach, in ihren Institutionen, in der Gesellschaft interessiert waren. Das II. Vatikanische Konzil beflügelte Bernhard Honsel, katholischer Gemeindepriester; die staatlichen Programme zur Humanisierung der Arbeitswelt forderten Ulrich Hage, Personalvorstand beim Otto-Versand, heraus. Bildungsreform und Hochschulentwicklung ließen nach pädagogischen Konzepten für lebendiges Lernen suchen, das die Fähigkeit zur Selbstverantwortung und Freiheit fördert. Das Arbeitsfeld der Supervision und beruflichen Weiterbildung befand sich noch in den allerersten Kinderschuhen.

In diesem Kontext trafen unsere Gesprächspartner/innen auf Gleichgesinnte und Gegner/innen. Manche erlebten, wie sich Türen fast wie von selbst öffneten, als habe man nur auf die TZI gewartet. Andere mussten heftige Widerstände überwinden, Überzeugungsarbeit leisten und die Erfahrung machen, dass nicht alles, was sie persönlich als bereichernd und befreiend in Kursen erlebt hatten, auch von ihrem Kolleginnen und Kollegen, ihren Klientinnen und Klienten geschätzt wurde. Für viele war die Gruppendynamik, mit der sie in Berührung gekommen waren, bevor sie TZI kennen gelernt hatten, ein Gegenüber, das zur Auseinandersetzung und oft klaren Abgrenzung herausforderte. Aber auch die etablierten Psychoanalytiker brachten, bei aller Neugier auf die neuen Entwicklungen, der TZI durchaus auch erhebliche Widerstände entgegen.

Einige berichten, dass die Kompetenz, TZI tatsächlich im eigenen Arbeitsfeld, z.B. im Schulunterricht umzusetzen, erst langsam entwickelt werden musste. Beide Psychoanalytikerinnen machten die Erfahrung, dass sie in ihrem „Kerngeschäft" der Einzelanalyse und der Analytikerausbildung nur begrenzt TZI umsetzen konnten. Vielmehr haben die Befragten ihr klassisches Handlungsfeld erweitert, Kurse, Supervision und Beratung angeboten und in diesen Bereichen ihre Begeisterung für die TZI ausgelebt.

▷ *Suche nach neuen Konzepten*

Viele Interviewpartner/innen verbindet eine passionierte Suche nach neuen Konzepten für ihre fachliche Arbeit, mit der sich autoritäre Verkrustungen überwinden ließen. Das Neue wurde am eigenen Leibe ausprobiert und zügig in die eigene berufliche Praxis umgesetzt.

▷ *in der Pädagogik und Sozialarbeit*

„Ich suchte ein gutes Konzept für meine berufliche Arbeit. Ich hatte mich schon mit Social Groupwork und mit Social Casework beschäftigt. Auch mit psychoanalytischen-therapeutischen Gruppenansätzen und mit Gruppendynamik war ich vertraut und dann kam plötzlich die TZI daher. Also es war ein stark professionelles Interesse, zunächst ausschließlich ein professionelles Interesse.... Dann kriegte ich mit, dass die TZI wirklich etwas sehr Menschliches ist und Menschen hilft, überhaupt miteinander umzugehen, miteinander ins Gespräch zu kommen. Sie unterstützt dabei, Fremdheiten zu überwinden und zeigt, wie es überhaupt möglich ist, mit fremden Menschen in eine thematische Auseinandersetzung zu kommen und mit ihnen bereichernde Stunden zu verbringen. Ich habe erlebt, wie persönliches Wachstum beginnt und fortschreitet. (...) Ich finde es spannend, was man alles mit TZI machen kann: behutsam, pädagogisch in selektiver Authentizität in die Freiheit führen. Das macht TZI, kann TZI machen. Das finde ich wirklich gut" (MF 25-34, 212-214).

„Ich habe damals ... aus meiner pädagogischen Praxis heraus gefragt: Wo gibt es eine Pädagogik, eine Didaktik, eine Methodik, die den anderen so einbezieht, wie ich es mir zwar vorstellte, aber in meinem eigenen Studium nicht erfahren und auch nicht gelernt habe?“ (PM 3-6).

▷ in Beratung, Supervision und Weiterbildung

„1970 habe ich die Methode von Ruth Cohn kennen gelernt. Die hatte wirklich Hand und Fuß für unsere Arbeit. Ich habe sie schon nach dem ersten Kennenlernen sofort in der Beratungsarbeit angewendet, mit Erfolg, auch in der Teamberatung. Die hatte wirklich Hand und Fuß für unsere Arbeit. (...) Diese Einfachheit, die passt zur Einfachheit des Evangeliums. Deswegen habe ich das auch gleich versucht zusammen zu bringen in der Rheinischen Kirche“ (GH 67-69, 154-155).

„Es passte auch für mich, dass das Konzept der TZI nicht therapeutisch war, sondern gruppenpädagogisch. Für eine therapeutische Ausbildung hätte ich als Basis Psychologie oder Medizin studiert haben müssen. Ich habe mich vielmehr im Bereich der Gruppenpädagogik aufgehalten, hier vor allem in der Erwachsenenbildung und Personalentwicklung. Humanisierung von Institutionen und Organisationen als Ziel der Arbeit passte für mich extrem gut. Ich habe mich auch als Supervisorin und in der Einzelberatung nicht als selbsternannte Therapeutin angeboten, sondern als Beraterin in Krisensituationen“ (RK 264-270).

▷ in der Kirche und der Gemeindearbeit

„Das II. Vatikanische Konzil hat in der Kirche ein Umdenken und eine neue Praxis eingeleitet bzw. vorhandene Ansätze bestätigt und verstärkt. In den Dokumenten des Konzils wird die Eigenständigkeit der weltlichen Sachbereiche betont. Das bedeutet unter anderem, dass es psychologische, gruppendynamische und therapeutische Gesetzmäßigkeiten gibt, denen menschliches Leben folgt. Aufgabe der Theologie und Pastoral sollte es sein, diese gesicherten Erkenntnisse zu beachten und nach Möglichkeit in Zusammenarbeit mit den Fachleuten

einzubeziehen. (...) Theologie und Pastoral erschöpfen sich jedoch nicht in der Anwendung der Humanwissenschaften. Es gibt das Thema der Theologie, die Frage nach der Bestimmung des Menschen, die Frage nach dem Sinn, die Frage nach Gott." (BH 368-376, 385-388).

▷ *in der Schule*

„Ich war beruflich in der Lehrerfortbildung tätig. Schon bei meiner Bewerbung habe ich gesagt: Ich bin Seelsorger, mir ist wichtig, dass Lehrerinnen und Lehrer, die vor der Klasse stehen, nicht nur methodisch, sondern auch persönlich sicher sind. Die Person ist mir wichtig. Deswegen habe ich dann auch im Rahmen des Fortbildungsangebots Meditationskurse angeboten, ich wollte den Lehrerinnen und Lehrern ein Stück Selbsterfahrung ermöglichen. Das habe ich damals an Wochenenden gemacht und die Kurse waren gut besucht. Unterrichtsplanung mit TZI in Kursen zu thematisieren, ist mir erst sehr viel später gelungen. Tagungen aufzubauen, zu planen, Themen zu formulieren, das ging einfacher" (DR 476-482).

„Ich wollte zurück an die Schule. Und da ging ich dann mit Elan ans Werk. Aber ich merkte bald, dass die Dinge nicht so liefen, wie ich wollte; ich wurde unzufrieden. Was tun? (...) Ich traf mich damals öfter mit Lehrerinnen und Lehrern, die auch mit Schule, so wie sie war, nicht zufrieden waren, die mit verschiedenen Ansätzen experimentierten und mit denen ich über Veränderungen von Schule nachdachte. Ich erinnere mich deutlich an ein Treffen - da kam eine Kollegin ganz aufgeregt mit der Mitteilung: Da ist bei den Lindauer Therapiewochen eine Frau aufgetreten, die heißt Ruth Cohn, und die hat deutlich gemacht, wie man eine Sache, die man vermitteln will, und die eigene Person und die Personen der Schüler und das, was in Gruppen so vor sich geht, fruchtbar zusammenbringt, so dass wirklich Lernen möglich ist. Das musste es sein! Und: Diese Person wollte ich kennenlernen! (...) Mein erster TZI-Kurs war also bei ihr. (...) Dieser neue Weg ließ mich nicht los. Mein zweiter TZI-Kurs war ein Kurs, den Helga Belz speziell für Lehrer angeboten hat. Daraus entwickelte sich eine Peergruppe für Lehrer (...) Denn den Lehrern, die da teilgenommen hatten,

war klar, dass das, was wir da erfahren hatten, vertieft und erweitert werden musste. Dazu wollten wir uns treffen, dazu wollten wir unsere Erfahrungen an der Schule machen und Erlerntes gemeinsam überprüfen“ (MM 25-27, 43-51, 86-92).

▷ *in der Wirtschaft*

„Meine damaligen Chefs, August Hopmann und Werner Otto, hatten mich geholt, um eine zukunftsorientierte Art und Weise der Personal- und Organisationsarbeit, in der der Gedanke der Entwicklung von Personen und Strukturen im Vordergrund stehen sollte, zu organisieren und umzusetzen.
Ich wollte und sollte einen Ausweg finden aus der damals noch herrschenden schlechten Koalition von Technik und Hierarchie, aus der schwer zu lösenden Allianz zwischen optimaler technischer Lösung und hierarchischer Durchsetzung derselben, in der der Mensch als kommunikatives und soziales Wesen den Produktionsprozess nicht bereichert, sondern allenfalls stört. Es galten noch weitgehend die Konzepte der ‚wissenschaftlichen Betriebsführung‘ (Taylor, Ford), und erst langsam setzten sich mit dem Gedankengut einer „Humanisierung des Arbeitslebens“ (HdA), das in den 70er Jahren in Wirtschaft, Gesellschaft und sogar in der Politik mit den HdA-Projekten des Bundesministeriums für Forschung und Technologie (BMFT) die Gemüter zu bewegen begann, neue Ansätze betrieblicher Personal- und Organisationsarbeit durch.
Das war Neuland und erforderte Experimentierfreude und Investitionsrisiko. (...) Ich verstand mich als Pionier im Neuland, in dem kaum Schneisen geschlagen, geschweige denn Schienen gelegt waren, und suchte und fand bald Gelegenheit, meine Ideen mit kleinen, herausfordernden und zugleich verkraftbaren Schritten in die Tat umzusetzen.
In meinem systematischen Vorgehen orientierte ich mich vor dem kritisch analysierten Hintergrund meines beruflichen Umfeldes und seiner Bedingungsfaktoren (mein Globe) immer wieder am Dreieck von Vertrauen, Struktur und Prozess. Eine unserer externen Berater- und Moderatoren-Kolleginnen fasste den weiten Bogen von Organisations-Entwicklungs-Prozessen in dem schönen Satz zusammen:

‚Organisations-Entwicklung beginnt mit Vertrauen und endet mit Vertrauen.‘ (..) Wir warben mit unserem offenen, transparenten, auf Überzeugung nicht Überredung angelegten Vorgehen, um Vertrauen und gewannen Schritt für Schritt – unvermeidliche Rückschläge inbegriffen – das Vertrauen von Mitarbeitern, Führungskräften und ganzen ‚organisatorischen Familien‘. (...) Das Prinzip des ‚Lebendigen Lernens‘ und die Gleichgewichtigkeit von Person, Gruppe und Aufgabe im näheren und weiteren Umfeld (Globe) wurde zunehmend als Schlüssel zur Aktivierung schlummernder Potentiale in den Personen und Strukturen erlebt, d.h. Referate und Monologe einzelner zogen nicht mehr, Gruppenarbeit und -gespräche wurden immer mehr verlangt, der Stuhlkreis oder der runde Tisch wurden zum Symbol für die gemeinsame Arbeit. Wenn Mitarbeiterinnen und Mitarbeiter ihren Arbeitsstoff aktiv und gemeinsam bearbeiten, finden sie auch gleichzeitig eine gute Übersetzung in die Praxis, die „Schweiger“ bekommen Mut sich hörbar einzumischen, das Problembewusstsein wird gestärkt, neue und ungewöhnliche Ideen kommen besser zum Tragen, Arbeitsvorgänge werden durchsichtig, hierarchische Einstellungen und Abhängigkeiten werden, sobald die Dysfunktionalität von Machtverhältnissen erkannt wird, in Frage gestellt oder abgebaut, Reibungsverluste in der Zusammenarbeit werden verringert – kurz der Einzelne identifiziert sich mit den Aufgaben und bekommt ein stärkeres Gefühl der Zufriedenheit mit der eigenen Leistung“ (UH 53-100).

▷ Offene Türen in den Institutionen und auf dem freien Markt

Der Bedarf nach demokratischer Erneuerung in den Institutionen Kirche, Schule, Wirtschaft und die Entwicklung eines freien Marktes für Supervision und Weiterbildung erleichterte es den frisch ausgebildeten und fachlich engagierten TZIler/innen, viele Türen zu öffnen. TZI wurde Bestandteil der Ausbildung von katholischen Pastoralreferentinnen und -referenten in Münster und evangelischen Pfarrerinnen und Pfarrern im Rheinland, von Religionslehrern im Kirchenkreis Hattingen und Witten. TZIler/innen verschafften sich mit ihrer Ausbildung Anerkennung und Marktzugang als Supervisor/in und Weiterbildner/in.

> *„Die Rheinische Kirche ist ja die größte der evangelischen Kirchen hier und auch finanzkräftig und war durchaus interessiert, etwas zur Fortbildung der Pfarrer zu tun. Dann habe ich dort im Pfarrerfortbildungsausschuss ein Referat gehalten über den Vergleich zwischen Sensitivity-Training und TZI. Das Sensitivity-Training geht eben ohne ein Thema vor sich und steuert direkt auf die Seele zu, nackt und bloß. Und das macht halt inhumane Auswirkungen. So etwas hatte ich bei der TZI nie erfahren. Und so wurde dann entschieden, dass die Pfarrer eine Fortbildung in der TZI machen sollten, in dem Pastoralkollegium Mengsdorf“* (GH 96-102).

> *„Jedenfalls wurde ich Anfang der 80er Jahre von der Diözesanleitung angesprochen: ‚Wir müssen unbedingt etwas tun für unsere hauptamtlichen Leute im seelsorglichen Bereich. Wir müssen uns gesellschaftlich ganz anders verorten und uns damit vertraut machen, was aktuell ist, auch im pädagogischen und im sozial-psychologischen Bereich.' Das war damals sehr fortschrittlich, und ich wurde gefragt, ob ich eine entsprechende fachliche Fortbildung entwickeln könne. In eine viersemestrige pastoralpsychologische Ausbildung habe ich TZI eingebaut. Im Institut machten die Teilnehmer/innen einen Abschluss in Pastoralpsychologie und bekamen zusätzlich das Zertifikat in TZI. Ich habe mir immer noch eine Kollegin oder einen Kollegen geholt aus der TZI-Arbeit für diese vier TZI-Kursabschnitte. Es war immer auch möglich, andere Teilnehmer aus anderen Berufen in die Kurse zu holen. Bis heute ist die TZI u. a. ein fester Bestandteil der Ausbildung, auch wenn es anfangs nicht einfach war, dies durchzusetzen“* (MF 312-323).

> *„Nach dreieinhalb Jahren machte ich den sogenannten Fähigkeitsausweis und war entschlossen, eine freiberufliche Tätigkeit zu wagen, was nicht einfach war. Ich musste Akquise lernen, mich auf dem Markt anbieten und als Qualifikation das unbekannte TZI präsentieren. Ich bekam Aufträge, machte wohl meine Sache ganz gut und hatte sehr viele Langzeitaufträge im Bereich Weiterbildung und berufspezifische*

Selbsterfahrung. Ich arbeitete in den Globes: Altenpflege, katholische Kirche, Telefonseelsorge, Supervision, Krankenhausmitarbeiter und Ordensfrauen. Mir kamen die Bedingungen der siebziger und Anfang achtziger Jahre zugute. Man konnte noch auf dem Markt mit Fleiß und Kompetenz etwas werden. Auch mit solch einer bunten Berufsbiographie wie ich sie hatte. (…) Ich kann heute rückblickend sagen: Alles, was ich vorher gearbeitet und erlebt hatte: meine Kindheit und Jugend in der Kriegszeit, meine Jahre in einem extrem strengen katholischen Internat, mein Leben mit meiner Familie, die sieben Jahre Telefonseelsorge mit der Beratung von Lebenskrisen, das Theologiestudium, meine Erfahrung mit drei Generationen unter einem Dach, das Leben an der Seite eines Krankenhausarztes, das alles konnte ich bei meiner freiberuflichen Arbeit in den folgenden Jahren nutzbringend anwenden. Da hatte ich sozusagen vielerlei Feldkompetenzen, wusste, wovon die Rede war und wovon ich sprach" (RK 81-88, 94-100).

„In Deutschland habe ich als Freiberuflerin lange Jahre zwei Arbeitgeber gehabt, das Versandhaus und die katholische Kirche. Bei ‚Otto' haben sie immer gesagt, ‚Frau Langmaack, Sie verstehen das nicht so richtig, seien Sie nicht böse, aber die katholische Kirche ist was ganz anderes.' Und bei der katholischen Kirche haben sie gesagt: ‚Na ja, Sie arbeiten ja viel für Wirtschaftsunternehmen – wissen Sie, wir sind die katholische Kirche!'. Unterm Strich war es aber immer das Gleiche, nämlich Hierarchiefragen, Profitüberlegungen, Umgangsstile. Das hat viel Energie bei mir freigesetzt, um herauszufinden, wie ähnlich die Problematiken eigentlich sind und dass es hier wie da um Menschen und deren Zusammenleben geht" (BL 45-53).

▷ Gute Rahmenbedingungen

Alle männlichen und einige der weiblichen Interviewpartner/innen waren in Institutionen etabliert, oft in leitender Position. Das verschaffte ihnen in den Anfangsjahren der TZI einen sicheren und oft großzügigen Handlungsspielraum, mit dem sie TZI in ihren Institutionen etablierten,

Ausbildungskurse anboten und die Entwicklung des WILL-Vereins tatkräftig unterstützten. Auch die freiberuflich Engagierten konnten sich auf dem freien Markt als TZIler gut behaupten.

> *„Ich hatte das Haus zur Verfügung und hatte die Sekretärin zur Verfügung, mein Chefsekretariat. Und sie hat dann auch das Sekretariat für den Verein geführt. Bis 1980 habe ich das gemacht. Und dann war das für mich erledigt. Andere haben das weitergeführt“* (GH 221-223).

> *„Daher sagten meine Vorgesetzten: ‚So, hier hast Du ein paar Millionen, experimentiere damit. Du kannst zweimal einen Fehler machen, aber bitte nicht ein drittes Mal.' Wir hatten also relativ viele Freiheiten“* (UH 67-69).

> *„Um das Gedankengut, die Praxis der Organisationsentwicklung und die Professionalisierung der internen und externen Berater in diesem Feld weiterzuverbreiten, habe ich mich Ende der 70er Jahre im Gottlieb-Duttweiler-Institut mit Gleichgesinnten wie Christoph Lauterburg, Klaus Doppler, Michael Braune-Krickau, Karsten Trebisch u.a. zusammengetan, und wir haben ein erstes Organisations-Entwicklungs-Curriculum entwickelt und durchgeführt, in dem TZI inhaltlich, strukturell und methodisch sehr wesentlich eingeflossen ist“* (UH 285-290).

> *„Ich habe auch im Rahmen meiner beruflichen Tätigkeit Kurse mit Graduierten organisiert. (...) Das ging damals über meinen Arbeitgeber ganz gut, weil ich ihm immer klar machen konnte: Das brauche ich für meine Arbeit. Heute ist das vielleicht schwieriger. (…) Im Sommer 1975 habe ich meinen zweiten TZI-Kurs im Rahmen meiner beruflichen Tätigkeit gleich selbst organisiert. Für die Implementierung des Fernstudiums ‚Evangelische Erwachsenenbildung' waren Tutor/innen erforderlich. Ich gehörte zu den Tutor/innen und hatte es übernommen, eine Fortbildung für uns zu organisieren. Ich war begeistert von meinem ersten TZI-Kurs und habe Dietrich Stollberg gefragt, ob er unseren Kurs leiten könnte. Er verneinte die Anfrage, nannte aber Namen von anderen Graduierten“* (DR 483, 491-493, 499-503).

▷ *Widerstände und Skepsis*

Widerstände und Skepsis erfuhren die frühen TZIler/innen sowohl in ihren Institutionen als auch außerhalb. Was sie selbst als befreiend erlebten, stellte für andere eine Bedrohung dar. Hierarchische Strukturen, autoritäre Dominanzansprüche oder schlicht eine strikt kognitive Arbeitsorientierung wurden oft wirkungsvoll verteidigt. Entsprechend berichten die Interviewpartner/innen auch von Widerständen und Hindernissen, die zu überwinden waren, und von Grenzen, die manchmal hingenommen werden mussten. Im Bereich der Wirtschaft waren es vor allem Kulturunterschiede, unterschiedliche Sprach- und Denkgewohnheiten, die eine immer wieder neu zu überwindende Barriere für die TZI darstellten.

„Im Laufe meiner Ausbildung wurde mir immer klarer, dass die Leitung einer Gemeinde, die ja eine Großgruppe mit vielen Untergruppen darstellt, denselben sozialen und gruppendynamischen Gesetzen unterworfen ist wie die Leitung einer Gruppe. So lernte ich, die vielschichtigen Prozesse wahrzunehmen, Störungen und Konflikte zu erkennen und zu bearbeiten. (…) Es gab die Phase der Auseinandersetzung mit der Autorität, die mit heftigen Aggressionen verbunden war, die sich anfangs gegen das Neue und auch gegen mich als Gemeindeleiter richteten, der für das Neue verantwortlich war. Eine beharrende Gruppe der Gemeinde sah den traditionellen Glauben gefährdet und wandte sich an die Bistumsleitung, die mit verständlicher, kritischer Distanz den aufbrechenden Gemeindeprozess beobachtete. Dadurch entstanden zusätzliche Spannungen und über Jahre harte Auseinandersetzungen. (...) Die Ausbildung in TZI hat mir geholfen, diese Phasen zu erkennen und auch die vielfältigen Übertragungen und Projektionen wahrzunehmen und adäquat zu reagieren. Nur so war es mir möglich, die vielen Aggressionen auszuhalten, den Gemeindeprozess zu begleiten und weiterzuführen“ (BH 114-127).

„Gewiss, es gab und gibt diametrale Gegensätze zwischen den humanistischen Wertorientierungen der TZI und den menschen- und umweltschädigenden Auswüchsen eines ‚Raubtierkapitalismus', doch war und ist es verfehlt, über diesen Gegensätzen die vielen Verbindungslinien

und Anknüpfungspunkte für eine humanere Gestaltung des Wirtschafts- und Arbeitslebens zu übersehen. Das Beharren auf Feindbildern führt lediglich zu den fruchtlosen und frustrierenden ‚Wir-die-da'-Schlagabtauschen, von denen wir im Otto-Versand bei unseren ersten Begegnungen mit den damals in TZI-Gruppen herrschenden Einstellungen gegenüber Teilnehmern aus der Wirtschaft des Öfteren peinlich berührt waren. (...) Ideologische Scheuklappen, wechselseitige Missverständnisse und Vorurteile und nicht zuletzt eine zuweilen babylonische Sprachverwirrung, in der eine Verständigung unmöglich erschien, wichen nur langsam einem wechselseitigen Verstehen, das sich für die Belange des jeweils anderen öffnete“ (UH 112-122).

„In den Anfangszeiten der TZI - wie ich sie erlebte - musste sich die TZI selbst rechtfertigen und galt vor allem in katholisch-kirchlichen Kreisen als dubiose, gefährliche Form der Selbsterfahrung. Es dauerte viele Jahre, bis sie sich in der Weiterbildung von kirchlichen Mitarbeitern, Priestern und Ordensleuten positiv etablieren konnte“ (RK 292-295).

„Also wir sind ja eine Institution, in der wir es auch nicht leicht hatten, uns unter der Dominanz der Prediger durchzusetzen. (...) Und das Durchhalten gegenüber den Kirchen erfordert sehr viel Lernen, und dazu ist die TZI auch gut“ (GH 172-173, 181).

„Und die Workshops waren echt verrückt. Wir haben die Nächte durch getanzt und getobt. Es waren Elixiere an Lebendigkeit. Und wenn wir dann versuchten, so etwas in die Schule oder Hochschule zu transferieren, gab`s blutige Nasen. Da hat es auch viele Aversionen gegeben, die wir gegen die TZI durch diesen Arbeitsstil erzeugt haben“ (MK 164-168).

„In der ersten Ausbildungsgruppe (...) waren lauter Analytikerpaare (...) Diese Analytiker, die sonst Herrscher in ihrem Königreich waren, waren jetzt plötzlich in einer Gruppe gleichrangig. Sie haben sich schon ganz schön gefetzt und sehr miteinander rivalisiert: Wer ist hier der Platzhirsch, wer ist der Gescheiteste und wer dominiert? (...) Aber

es war spannend, es war einfach spannend. (...) Die Zusammensetzung der Gruppen hat sich allmählich verändert, es kamen mehr Jüngere und auch Leute aus nicht-therapeutischen Berufsfeldern dazu. Das fand ich schön" (AR 287, 295-297, 301-306).

„Wir waren in dem Kurs nur Analytiker. Sie (Ruth Cohn, Anm. d. Verf.) hat sich Sorgen gemacht, ob das gut geht. Der erste Kurs in Deutschland. Und wir waren voller Widerstand. Ruth Cohn hat immer am Anfang einer Stunde ein Thema gebracht. Zum Beispiel das habe ich noch behalten: ‚Das Wagnis des Wechsels'. Da haben wir gesagt: Das wollen wir nicht. Analytiker machen so was nicht. Die kommen ganz schweigend und warten, bis die Patienten was sagen. Aber sie war wirklich unerbittlich und hat immer wieder ein Thema gebracht, und wir waren immer erneut ärgerlich. Erst langsam hat sich das gegeben, durch ihre Standhaftigkeit. (…) Aber bei meinen Leuten, die Psychoanalyse lernen wollten, da konnte ich TZI nicht machen. Ich habe immer gedacht, wenn ich mit denen TZI machen würde, würde es denen viel besser gehen. Aber es ging nicht. TZI konnte ich nur mit Patienten machen. Das war nicht sehr schön, aber es war so. (...) Ich habe es im Leben umgesetzt. Und mit den Patienten" (AO 21-28, 76-79, 171).

„In meiner eigenen beruflichen Praxis habe ich als Psychoanalytikerin gearbeitet. Und da hast du schon eine andere Rolle als in einer TZI-Gruppe, du musst wesentlich abstinenter sein und neutraler. Du sollst dich nicht unbedingt als Person zeigen. Das habe ich so gelernt und ich bin auch bis heute überzeugt, dass es richtig ist, wenn es gilt, Übertragungen erleb- und sichtbar zu machen. Wenn ich zu sehr als Person sichtbar werde, dann können die Klient/innen nicht ihre Mutter- oder Vaterübertragungen an mir abarbeiten. Aber mir selber liegt es eigentlich nicht, so zurückhaltend zu sein. Ich musste mich da schon immer sehr zusammenreißen und kontrollieren. Ich habe relativ bald angefangen, als ich graduiert war, TZI-Kurse zu halten. Das war meine ganze berufliche Praxis hindurch für mich immer ein schöner Ausgleich. Da konnte ich vielmehr ich selbst sein, und da war es auch viel lebendiger. (...) Ich hätte nicht nur als Analytikerin arbeiten können

und wollen, es war und ist immer ein schönes Gegengewicht" (AR 438-446, 448-449).

„Später wurde mir der Zusammenhang zur analytischen Situation deutlich: Auch dort kann ich meine eigene Gegenübertragung selektiv und kontrolliert einbringen" (AR 7).

▷ Veränderte Praxis – ergänzende Praxis

Einige Interviewpartner/innen berichten davon, wie sich die TZI in ihrem beruflichen Kontext langfristig etablieren konnte und kulturelle Veränderungen bewirkte. Manchmal beziehen sich diese Veränderungen nur auf den persönlichen Einflussbereich. Manchmal wird der Wandel als umfassender beschrieben.

„Durch die veränderte Art des Umgangs miteinander ist in unserer Gemeinde ein Prozess in Gang gekommen, der dazu geführt hat, dass immer mehr Menschen aller Altersgruppen und aller sozialen Schichtungen offen miteinander sprechen und handeln können. Das offene Klima und die neu gewonnenen Fähigkeiten vieler Gemeindemitglieder wirkten sich deutlich wahrnehmbar im Klima und in der Gestaltung der Gottesdienste aus. Kinder, Jugendliche und Erwachsene wurden in die Vorbereitung mit einbezogen und gaben selbst Glaubenszeugnisse aus der Erfahrung ihres Lebens" (BH 129-134).

„Gewonnen hatte ich einen neuen Ansatz für Unterricht. Schwierig und eine Herausforderung war und blieb für mich die Umsetzung von TZI im Unterricht – vor allem auch deshalb, weil ich sozusagen eine ‚alte' Lehrerin war: Ich hatte eine bestimmte Sorte Unterricht genossen, ich hatte eine bestimmte Sorte Unterricht im Referendariat gelernt (Gruppenarbeit kam da zum Beispiel gar nicht vor) und hatte eine bestimmte Sorte Unterricht über viele Jahre gemacht. Den so zu verändern, dass ein an TZI orientierter Unterricht habituell wird, das war einfach schwierig. Das braucht nicht nur Änderung einer Haltung,

sondern Änderung des ganzen Unterrichtsgeschehens. Es geht ja insgesamt um Humanisierung von Schule und Unterricht. Das heißt für mich: um einen humanen Umgang und Zugang zu Kolleginnen und Kollegen und vor allem zur Schule. Damit ich diesen Umgang gewinne, braucht es zunächst mal einen Blick auf mich selber, damit ich verstehe, wer ich bin in der Schule. Ich brauche auch Rückmeldungen dazu, wie ich mich in der Schule bewege. (...)
Auf dem Hintergrund habe ich verschiedene Projekte gemacht, so mit Kollegen zusammen eine Einführungswoche in die Stufe 11.[6] *Diese Einführungswoche war ganz von TZI geprägt, von Methoden, Zugängen, Haltung. Wir waren zehn Kolleginnen und Kollegen. Und die sagten dann: ‚Wie machst du das eigentlich?' Ah, das ist TZI! Was ist das eigentlich?' Das hatte zur Folge, dass ich über zwei Jahre eine TZI-Gruppe für meine Kolleginnen und Kollegen angeboten habe. Das hat mich und meinen Umgang mit den Schülern, mit den Kollegen und der gesamten Institution sehr geprägt"* (MM 110-120, 102-109).

„Während meines Berufseinstiegs hat mir TZI bei der Leitung von Besprechungen mit Erzieher/innen geholfen. Ich habe dort TZI umgesetzt, aber zunächst tastend und vorsichtig. Später, als ich in einem anderen Heim als Psychologin in der Heimleitung war und schon mehr Erfahrungen mit der TZI gesammelt habe, konnte ich auch konzeptionell etwas bewirken. Da habe ich dann sehr bewusst versucht, die Konferenzen mit Erzieherinnen und Erziehern nach TZI zu leiten. Heim- und Erziehungsleiter waren auf meiner Seite und auch die Erzieher/innen waren sehr angetan, so dass es Erfolg gebracht und mir Sicherheit gegeben hat. Ich wusste jetzt, was ich tue und warum ich es tue.(...)
Neu war es für die Erzieher/innen, die bisher nur ES-orientierte, also sachbezogene Konferenzen in der Großgruppe erlebt hatten, plötzlich Kleingruppen zu bilden und auch über persönliche Betroffenheiten zu sprechen, oder auch, dass wir, d.h. die Heimleitung, uns um gute Beziehungen untereinander bemühten. Bis dato gab es dafür nur einmal im Jahr einen Betriebsausflug, also das Übliche. Es war wirklich eine

---

[6] *Siehe dazu: Marga Müller-Mehring, Studientage zur Einführung in die Oberstufe des Gymnasiums, in: Themenzentrierte Interaktion, 3.Jg., Heft 2, 1989. S. 85 ff.*

große atmosphärische und uns alle bereichernde Veränderung, die wir in dem Heim eingeführt haben. Das ist dann allerdings leider alles gekippt worden. Das Heim war ein Heim der evangelischen Diakonie und ein Dekan, also ein Theologe, war letztlich der oberste Chef von uns allen. Ihm gefiel nicht, dass sich die Strukturen verändert haben und es so demokratisch wurde. Er hat dann dafür gesorgt, dass der Heimleiter versetzt wurde. Der Erziehungsleiter ist von sich aus gegangen, und ich war schwanger und inzwischen mit der analytischen Ausbildung fertig. Ich bin dann nach Rosenheim gegangen, und alles, was wir aufgebaut hatten, war wieder verloren" (AR 404-410, 415-425).

„Wenn ich mit einer sehr kognitiv geladenen Gruppe, wie z.B. Pfarrkonferenzen arbeite, dann entgehe ich der kognitiven Ebene schon mal, indem ich eine schöne, den Pastoren akzeptable und zugängliche wunderschöne Musik spiele. Und obwohl das anerkannte kirchliche Musik ist, ist automatisch eine andere Ebene, ein anderes Flair im Raum, auf das man ansprechen kann und sagen kann: ‚Siehst du, das, was diese Musik eben gesagt hat, das meine ich mit folgendem Begriff.' Wenn du nur den Begriff sagst, ist es rein kognitiv. Wenn eine Musik da ist, dann fühlen sie es schon und gehen ein bisschen mehr in Richtung Emotionen mit. Die Musik hilft, die Engführungen aufzuspalten und mit der eigenen Seele in Berührung zu kommen" (MK 256-263).

▷ Austausch und Profilierung an den Grenzen der TZI

TZI war für viele unserer Gesprächspartner/innen nicht die einzige Methode der Gestaltung von professioneller Gruppenarbeit. TZI wurde einerseits ergänzt von anderen Gruppenverfahren, Moderations- und Kreativitätstechniken. Andererseits musste immer wieder die Grenze zwischen TZI und Psychotherapie ausgelotet werden, zumal gerade Ruth Cohn selber auch andere gruppentherapeutische Verfahren vermittelte. Schließlich waren auf dem sich erweiternden Markt der Möglichkeiten auch klare Grenzziehungen erforderlich, dort, wo eine Methode nicht mehr mit den Werten der TZI kompatibel erschien. So entwickelte sich die Vorstellung von TZI als eigenständigem professionellen Handeln.

> *„Was ist Pädagogik, was ist Psychotherapie, was ist Beratung und wo ist darin der Platz der TZI? Das ist ein Thema, das mich bis heute beschäftigt. Wir, d.h. Therapeut/innen und in der Beratung Tätige, haben auf der Suche nach Antworten auf diese Frage (...) einen Arbeitskreis mit dem Titel: ‚TZI in der Beratung und in der Therapie' gebildet. Da ringen wir immer wieder darum: Ist die TZI ein pädagogisches Modell oder ist sie auch therapeutisch wirksam oder ist sie auch Beratung? Das geht im Grunde alles fließend ineinander über. Wir stellen uns auch die Frage: Wie kann ich das eine, die TZI bzw. die Therapie, für das andere nutzen und umgekehrt? Ich habe auch zu dieser Thematik einmal einen Artikel geschrieben mit dem Titel: ‚Zur Erarbeitung des eigentlichen Themas einer Beratung'. Da geht es um die Anwendung der TZI in einem Beratungsarbeit, in einem Zweiergespräch. Und ich kam zu dem Schluss, dass man die TZI gut in diesem Kontext anwenden kann, selbst dann, wenn sich die Grenzen zur Therapie zu verwischen beginnen"* (AR 470-479).

> *„Eine andere Abgrenzung gab es in der Frage: Ist die TZI Therapie? Auch ein Thema, das immer wieder aufkam. Und Ruth hat die Auffassung vertreten, also wenn ich sie richtig verstanden hab, muss man vorsichtig sagen: Es gibt eine Art und Weise des Miteinander-Umgehens, die den anderen aus ihrer Klemme hilft, da ist sozusagen mein Umgang mit ihnen keine Therapie, sondern meine Menschlichkeit. Die hat eine therapeutische Wirkung. Das ist aber zweierlei"* (PM 530-534).

> *„Ruth Cohn hat auch Gestalttherapie mit uns gemacht"* (AO 40).

> *„Sie war übrigens nach meiner Kenntnis die Erste, die Gestaltarbeit in Deutschland gelehrt hat"* (MK 183).

> *„Später wurde mir der Zusammenhang zur analytischen Situation deutlich: Auch dort kann ich meine eigene Gegenübertragung selektiv und kontrolliert einbringen" (AR 235-237).*

„Wie kann ich das eine, die TZI bzw. die Therapie für das andere nutzen und umgekehrt?“ (AR 474-475)

„Bei den Psychoanalytikern waren die Rivalitäten zwischen den Ausbildungskandidaten und auch die Rivalitäten zwischen den Analytikern viel ausgeprägter. Und es galt, nur ja nichts Persönliches von sich zu zeigen. Das war wirklich absolut tabu, irgendwas von sich zu zeigen. Es durfte immer nur um die Sache gehen. Auf diesem Hintergrund fand ich es besonders erfrischend mit den TZI-Leuten, da war es so ganz anders“ (AR 318-322).

„Mit Lioba Michler habe ich viele Kurse für evangelische Pfarrerinnen und Pfarrer geleitet. Jeden Morgen haben wir erst einmal mit Körperarbeit begonnen: Das Thema kam in Bewegung. Daran habe ich Spaß gefunden. Und dann haben wir Heinrich Fallner für diese Bewegungsarbeit dreimal zu solchen Kursen eingeladen, aber schließlich festgestellt, dass wir ein anderes Konzept haben als er. Das hatte sowohl persönliche Gründe als auch mit unterschiedlichen Ansätzen zu tun. Wir haben uns als TZI-Leiter/innen mehr als Person im Sinne von partizipierender Leitung verstanden und eingebracht. In diesem spezifischen Leitungsverständnis unterscheidet sich TZI vom Systemischen, von dem Heinrich Fallner herkommt“ (DR 450-457).

„Na, geknallt hat es heftig damals, als NLP (Neurolinguistische Programmierung, Anm. d. Verf.) aufkam. Wollen wir das überhaupt reinlassen – sollen wir das als Wahlarbeit zulassen?“ (RK 289-290)

„In der Firma konnten wir gar nicht nur lupenreines TZI praktizieren. Wir haben ergänzend mit Kreativitäts- und Problemlösungstechniken, mit Metaplan-Methoden und auch Gruppendynamik gearbeitet. Für mich war es wichtig, bei anderen ergänzenden Methoden darauf zu achten, dass sie in Haltung und Einstellung einen humanistischen Kern haben und nicht manipulativ sind. Das war ein Wertmesser für mich“ (UH 100-105).

„Ich kenne keine Methode oder besser keinen Ansatz – Methode ist mir zu wenig – ich kenne kein Gruppenkonzept, dass Menschen so

umfassend sieht wie die TZI. (…) Und ich habe mich wirklich viel auseinandergesetzt mit gruppenpädagogischen Verfahren. TZI ist das beste Konzept" (MF 187-190).

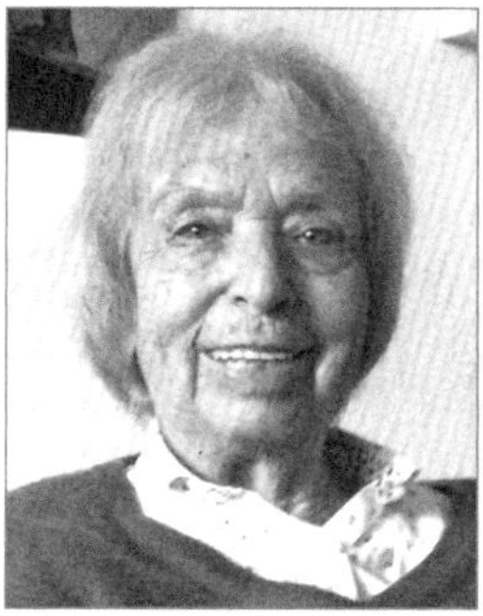

Dr. Anita Ockel

geb. 1923
Psychoanalytikerin und Kinderärztin
Graduierung: 1973

„Wir mussten die Demokratie erst lernen, und auch Gefühle. Ich sehe mich noch in einer Gruppe, weinend, und da bekomme ich ein Taschentuch gereicht. Ich bekam ein Taschentuch gereicht und konnte weiter weinen. Etwas Himmlisches war Ruth Cohn für uns. Sie hat uns rausgeholt aus dem ‚Dritten Reich'."

„Diese ganze Emanzipation habe ich mit Ruth erlebt und für mich mitgestaltet. Ruth war ja schon emanzipiert, aber wir waren es nicht. Jedenfalls nicht die Verheirateten. Wir hatten viel Grund, zu Ruth zu kommen. Das ist heute doch anders."

7

„Ich habe auch lebenslange Freunde und Freundinnen kennengelernt“

TZI im privaten Umfeld

Die meisten unserer Gesprächspartner/innen erzählen, wie sich ihre Beschäftigung mit der TZI bei ihren (frei-)beruflichen Tätigkeiten auswirkte. Demgegenüber sind Äußerungen dazu, wie die TZI das private Leben verändert, seltener. Dies bedeutet nicht, dass die TZI im Privaten weitgehend folgenlos blieb. Schon die Tatsache, dass für einige unserer Gesprächspartner/innen phasenweise die persönlichen Entwicklungschancen im Zusammenhang mit der TZI im Vordergrund standen, spricht dagegen. Zwei Erklärungen bieten sich an, die durch weitere ergänzt werden könnten: Äußerungen zum Privaten sind weniger für die Öffentlichkeit geeignet als solche zu beruflichen Fragen. Dementsprechend hielten sich auch unsere Gesprächspartner/innen in diesem Punkt eher zurück und wir haben nicht ausdrücklich in diese Richtung nachgefragt. Im Privaten ist die Wirkung der TZI diffuser und schwerer zu fassen, da hier weniger Methoden bewusst umgesetzt als persönliche Entwicklungen und neu gewonnene Perspektiven wirksam werden.

Zwei Wirkungen im Privaten, die sich relativ leicht fassen lassen und die das Licht der Öffentlichkeit vertragen, wurden uns häufiger genannt. Die intensive Beschäftigung mit der TZI bedroht bestehende private Beziehungen, wenn persönliche Entwicklungen die bisherige Basis dieser Beziehungen in Frage stellt. Ein Ausschnitt aus dem Gespräch mit Rena Krebs macht deutlich, wie schwierig es ist zu klären, was letztlich bei dieser Bedrohung entscheidend war: der Einfluss bestimmter Personen, das Auseinanderleben aufgrund persönlicher Entwicklung oder die veränderten gesellschaftlichen Vorstellungen von Partnerschaft:

„Zu meinem zweiten 5-tägigen Ausbildungsworkshop nahm ich meinen Mann als TN mit. Thema ‚Intime Kommunikation'. Ort: Hotel Rheingold in Remagen-Kripp. Drei Leiter: ein Paar und ein Sexualtherapeut. Die Teilnehmer waren zum größten Teil Paare. Unsere vier Töchter winkten uns aus der Straße und die Älteste sagte, ‚Ihr werdet Euch doch wohl nicht scheiden lassen....' Uns war mulmig und aufgeregt zumute. Nicht grundlos, wie sich herausstellen sollte. Es war ein absolut aufwühlender Kurs – die meisten Paare von damals gibt es heute so nicht mehr. Viele Themen gingen sehr unter die Haut. Wir waren fast schüchtern, aber wir waren auch zu zweit und konnten uns über alles unterhalten. Es waren die siebziger Jahre des Aufbruchs in den Gruppen" (RK 64-71).

„Nein, wir sind seelisch nicht kaputt gegangen dabei. Es gingen allerdings um mich herum viele Partnerschaften zu Ende. Hatte das etwas damit zu tun, dass auch einige der Trainer sich gerade getrennt hatten? Vielleicht hatten manche auch keine Lust mehr, immer nur hinter der Couch zu sitzen, und haben sich auch selber emanzipiert. Ich weiß es nicht" (RK 133-136).

„Es geht ja um beides: du bist natürlich auch begeistert, wenn du Dich verliebst in einem Kurs, das ist ja auch etwas Schönes. Also für mich war das nicht nur etwas Schreckliches, sondern etwas Tolles, was ich da erlebte und in welche ‚schönen' Verwirrungen mich das auch stürzte. Aber ich musste schon klarkriegen, wie weit ich gehen konnte und wollte, ohne mein bisheriges Leben durcheinander zu bringen oder gar zu sprengen" (RK 157-161).

„Wir hatten in unserer Ehe klare Verabredungen. Und die waren nicht so, dass nichts erleben durfte, aber das bestimmte ‚Dinge' auf keinen Fall passierten. Und dass sich da der eine auf den anderen verlassen konnte. Ich würde sagen, der Rahmen war schon relativ groß, aber es gab die klaren eindeutigen Grenzen. Aber eben auch Verwirrungen, die ich durchstehen musste" (RK 165-168).

Dietrich Redecker stellt in diesem Zusammenhang einen direkten Bezug zu gesellschaftlichen Veränderungen her:

„Ich denke, es war so eine Art Explosion im Nachgang der 68er. Das intime Miteinander der Geschlechter, wie auch der Gleichgeschlechtlichen wurde aus den unschönen, nächtlichen Ecken herausgeholt. Es wurde nicht mehr verdrängt, sondern mehr und mehr akzeptiert. Wie weit die Pille dabei eine Rolle gespielt hat, weiß ich nicht, aber man sagt es immer. Und ich erinnere mich daran, wie ich ein Stück aus mir herausgegangen bin und es genossen habe, dass mir eine Mitteilnehmerin gesagt hat, sie mag mich. Ich brauchte das nicht gleich abzuwehren. (...) Ich merkte auf einmal, dass ich meine Gefühle der Zuneigung zu einer Teilnehmerin aussprechen kann. Und ich kann sie auch umarmen. Das kann ich auch in der Gruppe tun (und natürlich außerhalb auch). Wir können gemeinsam spazieren gehen, und uns auch annähern.

Ganz ohne Zweifel gab es auch einen Pendelschlag in eine extreme Richtung, bis zu bestimmten Exzessen. Ich will nicht sagen, dass ich Exzesse mitgemacht habe. Aber es geschah damals, dass Partnerschaften auseinander gingen durch TZI und geschlossen wurden durch TZI" (DR 385-396).

Darüber hinaus werden für viele aus Personen, die mit ihnen gemeinsam Fortbildungen besuchen, (enge) Freundinnen und Freunde. Hier bereichert die TZI das private Leben. Als Beispiele seien hierfür Ausschnitte aus den Gesprächen mit Martha Fehlker, Anita Ockel und Angelika Rubner wiedergegeben:

„Die Peergruppe, die war auch wichtig für mich. Wir hatten hier in Münster eine sehr intensive Peergruppe. Zu den Peers habe ich heute noch Kontakt. Wir haben uns mindestens einmal im Monat getroffen – immer einen ganzen Samstagnachmittag. Wir haben uns unabhängig von TZI auch später noch getroffen. Wir waren alle an unterschiedlichen Stellen tätig und haben Fälle besprochen. Also das war eine wunderbare Gruppe. Ob wir immer TZI gemacht haben, das weiß ich nicht. Aber wir haben uns getroffen und hatten unsere Fragen zu besprechen. Und die waren sehr unterschiedlich. Es ging nicht nur um Berufliches, sondern zum Teil auch um sehr Privates. Ja, das war eine

schöne Sache. Ich brauche auch heute nur anzurufen und der Kontakt ist wiederhergestellt“ (MF 116-123).

„Heute habe ich noch mit vielen TZI-Menschen Kontakt. Wenn ich die TZI-Leute nicht hätte, wüsste ich gar nicht, mit wem ich noch zusammen sein könnte. Eine Gruppe ist besonders schön, das sind die UHUs. Die sind alle über 80, eine ist sogar 90, alle unter 100 (‚u Hu'). Wir sind alle ungefähr gleich alt. Die Themen sind ein bisschen dem Alter entsprechend. Wir kommen im Gespräch in eine Tiefe hinein, wo man sonst nicht reinkommt, weil wir schon so lange zusammen sind. (...)
Wir waren schon pensioniert und gingen noch mal zur Mitgliederversammlung. Alle bildeten während des Treffens Gruppen. Wir aber waren zu dritt dort und standen außerhalb. Da haben wir die UHUs gegründet. Eine von uns malte auch so schön Uhus. Wir waren acht, jetzt sind wir noch sechs. Die 90-Jährige kommt nicht mehr und eine ist bereits gestorben. Wir reden über wunderbare Themen, aber Sexualität ist bis heute nicht gefallen. Ich habe das schon mal angeregt, aber das ging nicht. Wir reden da nicht drüber, auch in den anderen Gruppen nicht. Da haben wir wie von der eigenen Mutter so manche Tabus mitgenommen, die man nicht beachtet oder nicht lösen kann.
Ich bin noch in zwei anderen Gruppen. Die Graduierten haben sich mal zusammen getan in einer kleinen Gruppe. Da ist auch Werner Sperber drin, aber seine Frau Lore nicht. Wir wollten keine Ehepaare zusammen tun. Wir sprechen über Grenzen, ihre Erweiterbarkeit und Notwendigkeit. Die dritte Gruppe ist mehr philosophisch. Da sind so sechs oder sieben drin, und wir treffen uns jeden Monat. Das hält mich aufrecht, weil man da doch immer noch ein bisschen nachdenken muss“ (AO 105-125).

„Ich fand immer spannend, dass ich in den TZI-Kursen Menschen begegnen konnte, die ich sonst nie kennen gelernt hätte, aus ganz anderen beruflichen Hintergründen: einmal einem Piloten, einmal einem Oberst von der Bundeswehr. Das geht mir bis heute so. Trotz der Unterschiede gibt es Gemeinsamkeiten. Es sind bestimmte Leute, die fasziniert sind von der TZI. Das ist eine gewisse Basis. Und ich habe viele Freundschaften geschlossen. Z.B. Gerhard Härle kenne ich schon

seit mindestens 25 Jahren. Auch mit Janny Wolf-Hollander ist eine richtige Freundschaft entstanden.[7] *Gut, mit manchen Leuten trifft man sich im Kurs, man mag sich und es gibt ein tiefes Verstehen, oft viel tiefer als bei langjährigen Freunden, und man denkt: ‚Ach, da will ich dranbleiben.‘ Aber dann geht es halt doch wieder über die Entfernung verloren. Aber ich habe auch lebenslange Freunde und Freundinnen kennen gelernt*“ (AR 267-275).

[7] *Janny Wolf-Hollander war ebenfalls Lehrbeauftragte für TZI und stand dem Ruth Cohn Institute for TCI -i nternational viele Jahre als Präsidentin vor. Zum Zeitpunkt des Interviews lebte sie noch, im Juli 2012 ist sie gestorben.*

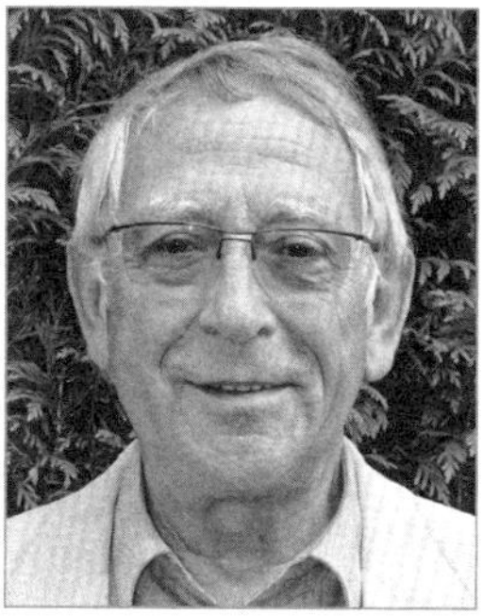

Dietrich Redecker

geb. 1938
Studium Evangelische Theologie,
Gemeindepfarrer, Pfarrer im „Dienst an Schulen“,
Schulreferent
Graduierung: 1986

„Ich spure mit der Bewegungsarbeit das Thema vor, so wie Skispuren in eine Schneefläche.“

„Ich war beruflich in der Lehrerfortbildung tätig. Schon bei meiner Bewerbung habe ich gesagt: Ich bin Seelsorger, mir ist wichtig, dass Lehrerinnen und Lehrer, die vor der Klasse stehen, nicht nur methodisch, sondern auch persönlich sicher sind. Die Person ist mir wichtig.“

„Und dieser Satz, der gehört schon zu mir: Meine Geschichte oder meine Biographie ist eine Geschichte von geschichteten Geschichten, die in Resonanz kommen, wenn mir ähnliche Dinge wieder passieren. Zur Person gehört alles, was ich erlebt habe, verbunden mit den Gefühlen und vor allem mit den Mustern, die in Erstsituationen entstehen.“

8

„Und alle haben die Liebe gern“

TZI und Spiritualität

„Also TZI soll keine Ersatzreligion sein, aber sie ist etwas, was überkonfessionell und spirituell ist“ (RK 345-346).

„In den Anfangszeiten (...) musste sich die TZI selbst rechtfertigen und galt vor allem in katholisch-kirchlichen Kreisen als dubiose gefährliche Form der Selbsterfahrung“ (RK 292-295).

Nicht nur bei den befragten Theologen der TZI spielt Spiritualität als Phänomen der TZI eine Rolle. Der ursprüngliche ‚Auftrag' dieser Personengruppe, sich mit religiösen Themen und Religiosität zu beschäftigen, wird für weitergehende Fragestellungen geöffnet. Ist die TZI – wie oft betont – mehr Haltung denn Methode geworden, können in ihren Spiel- und Lernräumen erst recht die Themen von Leben und Sinn mitschwingen und – teilweise explizit – ins Zentrum von Kursarbeit gestellt werden.

„(...) eine veränderte Haltung, eine Haltung, die viel stärker als vorher von Kooperation, von Respekt, von der humanistischen Psychologie geprägt war“ (MM 98-100).

„Wenn ich das Thema vordergründig behandele, dann ist die Frage, was bringt es an Wissen, an Informationen. Und wenn ich ein Thema behandele als das Dritte, das uns verbindet, bekommt das Thema einen anderen Gehalt. Das entsteht aus der Art, wie man zusammen an dem Thema arbeitet“ (PM 486-489).

Es fällt jedoch auf, dass der Begriff Spiritualität zur Beschreibung der kaum beschreibbaren Dimension in der TZI von den Interviewten nur wenig verwendet wird. Dies mag daran liegen, dass bewusst auf das Wort verzichtet wird, um das tiefgehend humane Geschehen im TZI-Prozess nicht mit einem Modewort zu fixieren. Gleichwohl wird in fast allen Gesprächen versucht, dieses Besondere zur Erfüllung der urmenschlichen Sehnsucht zu nennen, zu um- oder zu beschreiben:

„(...) dass es da eine Atmosphäre gibt, bei der ich weiß, dass ich auf die anderen zugehen kann, dass ich weiß, dass ich in TZI-Zusammenhängen so sein kann, wie ich bin“ (MM 289-291).

▷ Jenseits von Religion: Lebens-Werte

„Dann kriegte ich mit, dass die TZI wirklich etwas sehr Menschliches ist und Menschen hilft, überhaupt miteinander umgehen zu können“ (MF 29-31).

Grundlegende menschliche Werte wie Güte, Freundlichkeit, Mitgefühl, liebevolle Zuwendung, Redlichkeit, Aufrichtig- und Wahrhaftigkeit, Gerechtigkeit, Mitgefühl, Demokratie und Menschenrechte usw. sind unabhängig von Glaubensfragen oder theologischen Behandlungen. Sie tauchen in vielfältiger philosophischer, nicht-konfessioneller Beschreibung auf: Martha Fehlker z.B. spricht von *„geistiger Weite und dem Potential der ersten (TZI) Generation, gelassen Gruppen zu beseelen“* (MF 63-65).

„Das ist heute ganz wichtig, sich selbst zu trauen und zu vertrauen und von innen heraus zu handeln“ (MF 204-207). „TZI ist keine Sekte und keine Religion, aber das ethische Grundkonzept, die Axiome sind unersetzlich und dürfen nicht vergessen werden: Ehrfurcht vor dem Menschen, Respekt vor seiner Andersartigkeit, Gespür dafür, dass wir in verschiedenen inneren und äußeren Welten leben“ (RK 340-341).

„Was atmet mich eigentlich?" Martha Fehlker gibt auch eine Antwort darauf, welche Suche und Sehnsucht nach innerer wie äußerer Orientierung möglicherweise „dahinter" stecken:

> *„(...) weil so viele Drucksituationen da sind; und dann sind sie froh, wenn sie mal irgendwo in ihrem Innenraum bleiben können, um sich wieder zu orten"* (MF 256, 266-268).

> *„Diese Liebe, die nicht mehr danach fragt, was sie zurückbekommt, die ist auch später einfach gekommen. (...) Dafür war diese persönliche Entwicklung nötig bei TZI, auch mit allem Negativem, z.B. weinen zu lernen"* (AO 152-153, s.a. 160-161).

▷ *Umschreibungen des Numinosen[8] in der TZI*

> *„Ich kann mich nicht entsinnen, dass ich selber jemals ein religiöses Thema genommen hätte. Komisch. Aber ich habe etwas Spirituelles gespürt. Und es ging schon darum, eine bestimmte Ethik zu vermitteln" (AO 331).*

> *„Ich habe eine andere Auffassung vom Absoluten, vom Unverfügbaren. Derjenige, der mir da am nächsten liegt in seinem Denken ist Ernst Tugendhat. Der hat zum Beispiel über Spiritualität und über Meditation geschrieben und sagt, das ist das Zu-sich-selbst-Kommen und das Sich-im-Anderen-Sehen, sich im Ganzen sehen. Und dann kommt da noch ein Punkt dazu, der oft vergessen wird. Es geht darum, meditativ eine Erfahrung mit sich und der Wirklichkeit der anderen zu machen, die dann für das, was ich im Alltag tue, Wirkung hat. Sonst bleibt Meditation das Ausweichen in die Oase und sonst passiert nichts"* (PM 229-232).

> *„Und es geht aber auch bis hin ins Spirituelle. Denken Sie an Meditation. Was ist Meditation? ‚Zu sich selbst kommen.' Wer bin ich? Wie*

[8] *Numinoses: Das Unnennbare.*

komme ich zu mir selbst? Aber ich komme nur zu mir selbst, wenn ich mich als Teil und Glied eines Ganzen oder eines anderen sehe. Kein Mensch kommt allein zu sich selbst“ (PM 75-77).

„Wo sind Humanität, Menschlichkeit verankert? Und welche Themen ergeben sich auf der Suche? Ob das jetzt Ethik ist oder Moral oder Politik“ (PM 272-273).

„Kontemplation mit TZI zu verbinden, fand ich eine spannende Geschichte“ (DR 432).

▷ Bewusst sein und werden in der Kursarbeit

Es wird deutlich, dass Formen der Meditation bewusst in die Kursarbeit, ja sogar in die Ausschreibung eines Themas einflossen (z.B. „TZI und Meditation“).

„Sich dessen bewusst zu sein, dass wir mit Fragen der Unbedingtheit, der Sinnerfülltheit, der Spiritualität beschäftigt sind - ohne die es einen lebendigen und ganzheitlichen Prozess nicht gibt. (...) Verbundenheit mit der Natur und dem Kosmos. Das sind alles spirituelle Fragen. (...) Es gibt fast keine Kurskategorie, wo die religiösen und spirituellen Fragen nicht tatsächlich eine Rolle spielen, aber sehr gestaffelt“ (MK 95-100).

Deutlich wird, dass die Öffnung und Offenheit der TZI Heimat für das gesamte Spektrum der je einzelnen Gruppenmitglieder sein kann. Toleranz und Vertrauen ermöglichen Begegnungen, die zu Veränderung und Wachstum des/der Einzelnen führen können:

„Es gab schon einiges, wo klar war, dass wir (Ruth Cohn und andere Teilnehmende) aus verschiedenen Welten kommen und doch wieder zusammenkommen könnten. Es gab auch so etwas wie interreligiöse spirituelle Treffen“ (RK 340-342).

▷ Aufbruch und Integration

Nicht zuletzt die charismatische Ausstrahlung von Ruth Cohn, Norman Liberman und den anderen Amerikaner/innen als Persönlichkeiten hatten besondere Wirkung auf die TZI-Lernenden der ersten Generation:

> *„'Du bist richtig hier!' Ein wirkliches Angesprochen-werden. Das könnte man fast biblisch Berufung nennen" (RK 51-53).*

> *„Wir waren damals eine große Familie, eine Pioniergruppe. Da gab es nächtelang Diskussionen, über die Sinnhaftigkeit des Lebens und solche Themen"* (UH 204-205).

Bernhard Honsel als einziger Vertreter der katholischen Seelsorger unter den hier Befragten hebt das Erlösende der TZI angesichts der Entfremdung und Entfernung vom alltäglichen Leben hervor:

> *„Wir sind im Konzil (im II. Vatikanischen Konzil, Anm. d. Verf.) angehalten worden, dass die Kirche eine Wendung vollzieht, und zwar zum Anthropologischen, zum Menschen hin. TZI ist uns dazu eine wertvolle Hilfe. Unsere Aufgabe ist es, den Menschen in seinen Talenten zu fördern, in seinen Schwächen anzunehmen und ihm Hilfe zu geben, dass er den Sinn seines Lebens erkennt, dass er Transzendenz erfährt"* (BH 93-95).

Günter Hoppe – ebenfalls Theologe und in der evangelischen Familienberatung tätig – hebt die „Farbintensivierung" der Menschen in seiner Gruppe durch seine Erfahrung mit TZI hervor als einen „Vorläufer einer Gotteserfahrung."

> *„Ich habe Ruth Cohn nicht so sehr als Leiterin herausgestellt, aber als Finderin. Finderin dieser Methode. Diese Einfachheit passt zur Einfachheit des Evangeliums"* (GH 82-85, 153-154).

▷ „Wo für mich die TZI zu kurz greift" – angedeutete Abgrenzungen

Die TZI sprach viele überzeugte Christinnen und Christen an und schien Handwerkszeug zu bieten, um den Geist des Evangeliums erlebbar zu machen. Dennoch fühlten sich zwei unser Gesprächspartner bemüßigt, ihr eigenes spirituelles Fundament gegenüber Ruth Cohns „Pantheismus" (d.h. der Auffassung, Gott sei in allen Dingen der Welt existent) zu verteidigen und der TZI in diesem Zusammenhang spirituelle Begrenztheit zu bescheinigen:

> *„Ich habe ja auch noch eine ganz andere Plattform vom Evangelium her. Ich kann mich auch mit der Religiosität von RC befreunden, die pantheistisch orientiert ist. Natürlich ist Gott überall, aber den Schwerpunkt auf die Liebe zu legen, ist noch mal was ganz anderes. Das heißt auch letztendlich Befreiung vom Gesetz"* (GH 131-134).

> *„Im Laufe der Zeit, in den letzten 20 Jahren besonders, ist mir deutlich geworden, wo für mich die TZI auch in ihrer theoretischen Grundlegung zu kurz greift. Wenn ich Grundfragen stelle, die mit meiner Existenz zu tun haben: Wer bin ich, wo komme ich her, wo gehe ich hin, was ist denn der Mensch mit seiner Erkenntnis, wohin soll das laufen? (…) Wenn ich schon an dieser Stelle merke, dass ich in meinem Denken etwas bin, was ich nicht denken kann, was ist das für eine Dimension? (…) Dann fehlt MIR, für mich, in dem Grundsystem der TZI etwas. (...) Zwar kann man da hinkommen, wenn man nämlich durchdenkt, was Autonomie und Interdependenz bedeuten. Nur Autonomie und Interdependenz beschränken sich auf die Horizontale. Da geht es im Grunde genommen und in wunderbarer Weise um das Miteinander des Menschseins, aber nicht um ein Verbunden- oder Drinsein in etwas, was gar nicht in meiner Verfügung steht"* (PM 330-346).

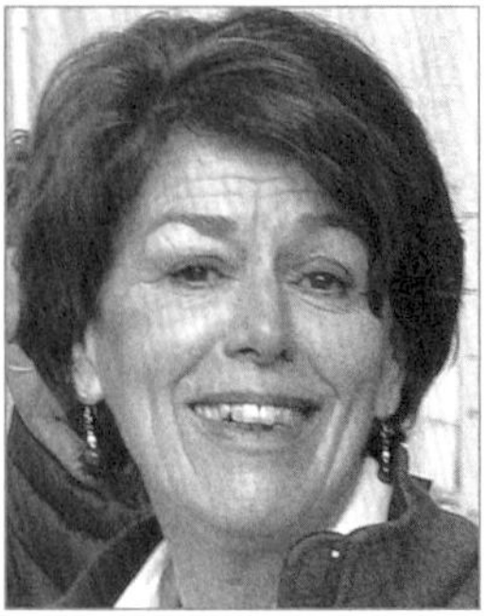

Dr. Angelika Rubner

geb. 1943
Studium der Psychologie
Psychologin und Psychoanalytikerin
Graduierung: 1982

„Meine TZI-Ausbildung verlief parallel zu meiner eigenen Analyse. Beides waren emanzipatorische Prozesse. Von der TZI ging für mich der Impuls aus: ‚Schau, was du wirklich willst – blick nach innen, blick nach außen, und entscheide, was du tun willst'. Und ich war eher darauf getrimmt ‚Schau erst mal nach außen, was die anderen brauchen, und wenn noch etwas übrig ist, dann schau, was du braucht' obwohl ich mich immer dagegen aufgelehnt habe."

„Ich hatte nach dem Abitur überlegt: ‚Werde ich Lehrerin oder werde ich Psychologin bzw. Psychotherapeutin?' Ich war wirklich hin und her gerissen. Wenn ich als Graduierte Kurse halte, dann kann ich auch pädagogisch tätig sein, und umgekehrt: als Kursleiterin kann ich aufgrund meiner psychoanalytischen Ausbildung auch therapeutisch wirken. Und beides gefällt mir."

9

„Es ist ein Gebot der Stunde, das zu wahren“

Ausblicke auf die Zukunft der TZI

Bei kaum einem Thema gehen die Meinungen der befragten Graduierten so weit auseinander wie bei der Frage danach, wie es mit der TZI in Zukunft wohl weitergehen möge. Die Bandbreite reicht von eher pessimistischen Einschätzungen von einem wahrscheinlichen Ende der TZI über die Diagnose eines derzeitigen, aber zu überwindenden Tiefs bis hin zu durchaus optimistischen Ausblicken.

▷ „Ich glaube, das geht mal ein“

Wenn es auch nicht so deutlich ausgesprochen wurde, so scheint doch die Verbreitung der TZI für einige Gesprächspartner/innen ganz stark an Personen gebunden zu sein. Daran anschließend werden zwei Probleme gesehen: Es wurde in der Vergangenheit sowohl versäumt, Nachwuchs zu fördern, als auch, Schlüsselpersonen zu akquirieren. Einschränkend muss hier jedoch bereits darauf hingewiesen werden, dass beim Blick auf den Nachwuchs eine differenziertere Betrachtung nötig wäre. Während die Mitgliederzahlen bei den Regionalvereinen in der Regel derzeit durchaus zurückgehen, kann über mangelnde Anfragen nach einem Einstieg in den Graduierungsprozess derzeit nicht geklagt werden und auch die Initiative der „Jungen Erwachsenen“ hat hier in den vergangenen Jahren ganz neue Perspektiven geschaffen.

Den Blick speziell auf das ihr vertraute Ruth Cohn Institut in Niedersachsen gerichtet, schildert z.B. Anita Ockel ihren persönlichen Eindruck des fehlenden Nachwuchses. Sie kommt zu dem Schluss, dass es in der Vergangenheit versäumt worden wäre, entsprechende Förderstrategien zu entwickeln:

> *„Bei uns kommt kein Nachwuchs. Ich glaube, das haben wir verbaselt, weil wir uns so gut verstanden haben. Wir waren wie eine große Familie, da wollten wir keine Kinder mehr haben. Und ich denke, wir haben nicht genug, oder überhaupt nicht, geworben. Dann waren die ersten alle weg, und es kamen keine mehr nach."*

Diese Schwäche der Alten zeige nun ihre Auswirkungen.

> *„Für uns sehe ich da ziemlich schwarz. (...) Da kommt nichts nach"* (AO 287-291).

Paul Matzdorf weist allerdings auch auf die Herausforderungen hin, die damit verbunden sind, TZI jüngeren Menschen näherzubringen oder weiterzuempfehlen. Der Nutzen der TZI könne anderen zwar vermittelt werden, letztlich sei aber empfehlenswerter, junge Menschen zu ermutigen, selbst zu entdecken, was ihnen weiterhilft:

> *„Wenn meine Enkel zum Beispiel große Schwierigkeiten haben, und ich komme mit ihnen in ein Gespräch, und sie merken, dass da etwas ist, was für sie von Vorteil sein kann, dann kommen sie weiter. (...) Aber nie würde ich sagen, ich empfehle dir TZI. (...) Nicht weil ich TZI nicht mag, sondern weil es sinnlos ist"* (PM 574-577).

Auf die Bedeutung der gesellschaftlichen Vielfalt für die Verbreitung und den Erhalt der TZI weist unter anderem Ulrich Hage hin. Aus der Perspektive eines TZI-Graduierten, der viele Jahre in der Wirtschaft tätig war, beobachtet er, dass die Beschäftigung mit der TZI in einem relativ geschlossenen System stattfindet:

> *„In den TZI-Kursen, die ich damals besuchte, gab es eine relativ starke Zentrierung auf Psychotherapeuten und Lehrer, was auch nicht verwunderlich war; denn Ruth war ja – wie der Titel ihrer ersten Veröffentlichung sagt – ‚von der Psychoanalyse zur Themenzentrierten Interaktion' gekommen und hatte bei ihrer Rückkehr nach Europa die ersten Kontakte vor allem zu Berufsgruppen aus dem therapeutischen und pädagogischen Bereich"* (UH 193-197).

Er kritisiert:

> *„Wir hätten stärker versuchen müssen, ein Abbild der gesamten Gesellschaft zu sein. Dann wäre es eine völlig andere Diskussion und Auseinandersetzung geworden. Stattdessen ging es eher darum, sich im Lernen selber zu finden. Das war eine weitere starke Zentrierung im sozialen und im Bildungs-Bereich“* (UH 217-220).

Die Ursache für diese Entwicklung sieht er in Versäumnissen in der Vergangenheit, u.a. in der fehlenden Ansprache von Schlüsselpersonen:

> *„Mit diesen Überlegungen haben wir es damals leichter gehabt, weil aus der Gesamtszene doch sehr markante Leute, Institutionen und Organisationen zu uns gestoßen sind, die auf ihrem Gebiet in der Öffentlichkeit etwas darstellten und zu sagen hatten. Das hat natürlich auch andere angezogen und geprägt. Aber mit der Zeit sind viele einfach ausgestiegen. Da kann man uns auch den Vorwurf machen, dass wir nicht rechtzeitig aufgepasst haben und nicht überlegt haben, welche Leute oder Schlüsselpersonen wir jetzt gezielt ansprechen sollten, auch aus der Wirtschaft, der Politik, der Hochschule, damit sie sich bei uns engagieren. (...) Ich kenne mehrere Firmeninhaber, die von TZI sehr angetan waren, die sich hätten ansprechen lassen, aber das haben wir nicht genügend gefördert“* (UH 392-402).

Diese Beobachtungen und Kritikpunkte führen zu deutlich pessimistischen Einschätzungen.

> *„Aber hier kann ich keine Ausblicke mehr erkennen. Ich glaube, das geht mal ein“,*
> sagt Anita Ockel (AO 303).

Und auch Angelika Rubner beobachtet:

> *„Es gibt immer wieder Leute, die sagen, die TZI sei eigentlich tot“* (AR 385),
> wenn sie sich auch selbst klar von dieser Einschätzung distanziert.

▷ „... ein Gebot der Stunde, das zu wahren"

Teilweise wurde in den Interviews auch geschildert, dass man vielleicht kein dauerhaftes, sondern nur ein temporäres Tief der TZI beobachten könne. Derzeit habe die TZI wenig Wirkung nach außen. Zu dieser Diagnose kommt neben Matthias Kroeger z.B. auch Martha Fehlker (192-194):

> *„Obwohl es vielleicht im Moment frustrierend ist: Die Kurse werden nicht mehr so besucht, der Verein lebt nicht mehr so."* Auch Marga Müller-Mehring formuliert: *„TZI ist nicht so bekannt, so etabliert, wie sie es sein könnte und sein müsste. Sie hat nicht an so vielen Stellen Eingang gefunden, wie es vernünftig und nützlich gewesen wäre"* (MM 234-235).

Wenn die Befragten zu solchen Einschätzungen kommen, geht dies zumeist mit zwei weiteren inhaltlichen Aspekten einher. Zum einen wird darauf geschaut, wo die Verantwortlichkeit für dieses Tief liegen könnte.

> *„Da haben wir viel versäumt, international und regional"*,
> sagt Marga Müller-Mehring (MM 233).

> Ganz deutlich formuliert es auch Anita Ockel (AO 322):
> *„Ich glaube, wir sind selbst schuld."*

Zugleich spielen aber auch das Alter und die Rolle der überwiegend mittlerweile emeritierten Graduierten in diese Überlegungen mit hinein. Die Befragten sehen sich selbst mehrheitlich nicht mehr in der Position, sich hauptverantwortlich dafür einzusetzen, dieser Entwicklung wieder eine andere Richtung zu geben.

> *„Ich kann das natürlich von hier aus gut sagen, ich tu ja auch nichts mehr dran. Aber ich denke, ich habe meinen Teil getan"* (MF 194-195).

Stattdessen wird in diesem Zusammenhang mehrfach die Gruppe der „Jungen Erwachsenen" genannt, in die einige Hoffnung gesetzt wird. Diese Initiative ermöglicht es jüngeren Menschen, die Grundausbildung in TZI zu deutlich preisgünstigeren Konditionen zu absolvieren.

Ihre Erfahrungen mit diesen Ausbildungskursen schildert Angelika Rubner wie folgt:

„In den Kursen mit den jungen Erwachsenen ist eine große Bereitschaft, TZI aufzunehmen, vorhanden, sie sind sehr interessiert, an ihrer Persönlichkeit zu arbeiten und etwas für ihre Berufstätigkeit, die ja immer in sozialen Kontexten stattfindet, zu lernen - und das in einem für sie erschwinglichen Rahmen“ (AR 394-397).

Für das Projekt, das von Helmut Meinshausen ins Leben gerufen wurde, finden die Befragten sehr lobende Worte. Auch darüber hinaus formulieren sie die Hoffnung, teilweise sogar die dringende Mahnung, sich auch weiterhin für die Verbreitung und den Einsatz der TZI zu engagieren, da sie dies nach wie vor als ausgesprochen lohnenswert ansehen. Ein starkes Plädoyer für den Erhalt der TZI formuliert z.B. Martha Fehlker:

„TZI ist das beste Konzept. Es ist so einfach und so menschlich und so natürlich gleichzeitig. Und deshalb wird es sich immer lohnen - lohnen ist gar kein richtiger Ausdruck - es ist eigentlich ein Gebot der Stunde, das zu wahren. (...) Mit dem Ansatz der TZI gehen Menschen ganz anders ins Leben rein. Mit einem ganz anderen Bewusstsein von sich und der Welt und auch mit einem guten Selbstbewusstsein, mit Vertrauen zu Menschen, aber auch zu sich selber“ (MF 190-192, 203-206).

▷ „TZI ist eine inzwischen anerkannte Methode“

Neben den pessimistischen und den eher zurückhaltend formulierten Zukunftsaussichten gibt es daher in den Gesprächen auch einige Stimmen, die die Gegenwartsdiagnose wie auch die Zukunftsperspektive der TZI durchaus optimistisch sehen. Dabei wird zumeist betont, dass der Ansatz mittlerweile gerade in der Praxis etabliert und anerkannt sei.

„Ich finde, dass die TZI auch heute noch sehr viel zu geben und zu sagen hat: in allen beruflichen Kontexten, wann immer Menschen zusammenarbeiten, auch in Kontexten, wo man das zunächst abgelehnt hat, z.B. in der Wirtschaft“, sagt z.B. Angelika Rubner (AR 385-387).

Rena Krebs beobachtet,

> *„dass durch die berufliche und freiberufliche Arbeit der unzähligen Graduierten in Institutionen, Firmen, Kirche und Universität die Axiome und Werte der TZI sich sehr etablieren konnten und breitflächig angewandt werden. TZI ist eine inzwischen anerkannte Methode, erfolgreich lebendiges Lernen in Gruppen anzustoßen"* (RK 312-315).

▷ „Die jetzige Generation braucht etwas anderes"

Der zukünftige Stellenwert der TZI in Wissenschaft und Praxis hängt für viele der Befragten davon ab, ob sie Antworten auf die veränderten Rahmenbedingungen findet. Dazu gehört vorrangig, sich damit auseinanderzusetzen, dass die TZI ihre Blütezeit in den 1960er und 1970er Jahren insbesondere den damaligen historischen Gegebenheiten zu verdanken hatte.

> *„Was für eine ‚Lücke' hatten oder haben wir in Deutschland, dass sich Ruth Cohn mit TZI hier so verbreitet hat? Was für ein Defizit, das andere Länder, andere Kulturen oder Völkerschichten offenbar nicht hatten oder auch jetzt nicht haben?"*,
> fragt Barbara Langmaack (287-289).

Die Antwort könnte im Beitrag der TZI zur Demokratieentwicklung liegen:

> *„Die Entwicklung zur Demokratie mussten wir erst lernen. Das war ein großes Problem, wo die TZI natürlich ganz besonders gut passte. Sie kam wie gerufen. Das ist jetzt nicht mehr so"* (AO 307-311).

Mit der Veränderung der historischen und gesellschaftlichen Rahmenbedingungen fällt dieser Beitrag der Überwindung der Erfahrungen aus der NS-Zeit heutzutage weitgehend weg. Entsprechend verändern sich die Bedürfnisse der Teilnehmer/-innen.

„Die jetzige Generation braucht etwas anderes. Die Erkenntnis, dass ich auch ‚ich' sagen darf, damit jeder ‚ich' sagen kann – so hat Ruth das formuliert – steht so nicht mehr im Vordergrund" (BL 25-26).

Die Zukunft der TZI sehen die Befragten stark mit der Herausforderung verbunden, eine (neue?) Antwort auf die Frage nach dem „Alleinstellungsmerkmal" der TZI zu finden; danach, welche Lücke die TZI jetzt und in der kommenden Zeit füllen könnte. Dabei befindet sich die Entwicklung der TZI für einige derzeit an einem entscheidenden Punkt. Die Befragten sehen jetzt die Notwendigkeit, aber auch die Chance, entscheidende Weichen für die Zukunft zu stellen. Fragen nach dem Anspruch und der Reichweite stehen dabei im Vordergrund. Unter unseren Interviewpartnern spricht sich dabei insbesondere Ulrich Hage dafür aus, mit der TZI nicht nur eine kleine Nische zu besetzen, sondern – seinem Verständnis der TZI entsprechend – auch eine gesamtgesellschaftliche Positionierung und Perspektive nicht zu vergessen.

„Meine Sorge ist, dass der ‚gesellschaftstherapeutische' Impuls der TZI, der gesellschaftskritisch und gesellschaftsgestaltend und damit durchaus politisch gemeint ist – in dem Sinne sind wir nach Ruth Cohn alle Politiker –, dass dieser Impuls den Bach runter geht, wenn wir nicht mehr die Auseinandersetzung zwischen der TZI und dem Globe führen. Wie bekommen wir solche Plattformen der Auseinandersetzung quer durch und zu den gesellschaftlichen Bereichen hin?",
fragt er sich (UH 386-390).

Zudem werden explizit auch die neuen Kommunikationstechnologien als aktuelle Herausforderungen für Theorie und Konzept der TZI gesehen, an denen sich ihre Zukunftsfähigkeit mit entscheiden könnte.

„In neuerer Zeit ist es für mich ein großes Fragezeichen, ob und wie die TZI in virtuellen Gruppen angewendet werden kann. (...) Welchen ‚Gedeihraum' kann die TZI und ihre Organisation eigentlich im relativ jungen Neuland ‚Elektronische Kommunikation' anbieten?",
fragt sich Barbara Langmaack (BL 281-282, 300-302).

▷ *„Ich wünsche ihr eine Zukunft!"*

Unabhängig von ihrer persönlichen Einschätzung, wie wahrscheinlich es ist, dass die TZI ihre Bedeutung in der (Fach-)Welt behält, verringert oder sogar ausbauen wird, formulieren viele der Befragten Wünsche für die Zukunft. Dabei unterscheiden viele zwischen dem Blick auf die Zukunft des Ruth Cohn Instituts und der Zukunft der TZI allgemein, sehen gerade hier aber auch Wechselwirkungen.

> *„Für die TZI wünsche ich mir, dass sie in ihrer Kreativität nicht durch die Bürokratisierung und Fehlschaltungen des Vereins behindert wird" (MK 352-353). Auch für Ulrich Hage ist die Zukunft der TZI eng an die Entwicklungen und Entscheidungen des Ruth Cohn Instituts gebunden: „Für mich ist die alte Frage immer noch nicht befriedigend beantwortet, ob (...) das RCI (...), neben seiner Ausbildungsfunktion, die heute zweifellos im Vordergrund steht, auch für den ‚gesellschaftstherapeutischen' Impuls der TZI strukturell, organisatorisch und personell noch Kapazitäten vorhält"* (UH 378-381).

Zudem wird die ethische Rückbindung der TZI als etwas Wertvolles, unbedingt zu Erhaltendes benannt. Rena Krebs wünscht sich,

> *„dass die Prinzipien der TZI nicht degradieren zu einem Handwerkszeug und dass nicht die sich durchsetzen, die sagen, sie nehmen den spirituellen Aspekt aus den Axiomen raus. Dass klar bleibt, die Methode wurde von einer sehr ethisch denkenden Frau entwickelt, ist also nicht nur eine Methode, sondern hat eine Gründerpersönlichkeit mit Grundüberzeugungen, die nicht zerstört werden dürfen. TZI ist keine Sekte und keine Religion, aber das ethische Grundkonzept, die Axiome sind unersetzlich und dürfen nicht vergessen werden"* (RK 336-341).

Eher allgemein formuliert Günter Hoppe seine Wünsche für die Zukunft:

> *„Die (TZI, Anm. d. Verf.) soll sich weiter entwickeln auf dem Wege der Humanisierung und Individualisierung aber bitte schön mit starken individuellen Verantwortungsanteilen"* (GH 348-349).

Und ganz grundsätzlich macht Angelika Rubner (AR 398) deutlich:

> „*Was wünsche ich der TZI für die Zukunft? Ich wünsche ihr eine Zukunft!*"

Abschließend lässt sich festhalten: Allen Interviewpartnerinnen und -partnern – unabhängig von ihrer persönlichen Einschätzung der zukünftigen Entwicklung und Bedeutung der TZI – liegt diese ausgesprochen am Herzen. Bei vielen war genau das eine wesentliche Motivation, um sich an diesem Projekt zu beteiligen und ihre Erfahrungen an die Generationen weiterzugeben, in deren Händen die Gestaltung dieser Zukunft nun liegt.

Rückblicke und Ausblicke der Mitglieder des Projektteams

Wie habe ich dieses Projekt erlebt? Gab es Verbindungslinien zu meinen eigenen TZI-Erfahrungen? Was nehme ich für mich mit? Statt eines vielleicht eher üblichen Schlusskapitels hat jede/r einzelne des vierköpfigen Teams, das hinter diesem Projekt stand, seine bzw. ihre Antworten auf diese Fragen in einem persönlichen Statement zusammengefasst.

Gesa Bertels:

Jetzt ist es also fast geschafft: Hinter uns liegen viele Gesprächstermine mit Interviewpartner/-innen, zudem etliche Treffen des Projektteams – offline, zumeist im Rathaus von Sprockhövel, was uns allen geographisch entgegen kam, online oder per abendlicher Telefonkonferenz – und auch einige Treffen mit dem Vorstand des RCI für TZI Rheinland/Westfalen. Vor mir liegt eine voraussichtlich letzte, ziemlich abgearbeitete To-do-Liste mit der Überschrift „ZeiTZeugInnen", unserem Arbeitstitel für dieses Projekt, und ein umfangreiches Textdokument, das noch einen allerletzten Schliff bekommt, bevor es zum Verlag geschickt wird. Was bleibt für mich persönlich übrig, wenn ich auf dieses Projekt zurückschaue, das mich nun immerhin fast vier Jahre und zwei Schwangerschaften hindurch begleitet hat?

Zurück bleibt der Eindruck, mich tiefer mit den Wurzeln der TZI vertraut gemacht zu haben. Zum Ende meiner Diplom-Ausbildung stand für mich die Frage im Raum, wie ich meinen weiteren Weg mit der TZI gestalten möchte. Mich freiwillig im Verein zu engagieren, schien mir eine gute Möglichkeit zu sein, und das damals erst grob umrissene Projekt weckte insbesondere aus folgendem Grund mein Interesse: Ich gehöre zu den Jahrgängen, die zwar noch zu Ruth Cohns Lebzeiten mit der TZI in Kontakt kamen, sie selbst aber nicht mehr persönlich erlebt haben. Ähnlich ergeht es mir mit vielen Graduierten der ersten Stunde, die ich nicht mehr in Kursen und Seminaren getroffen, wohl aber viele Geschichten über sie und die Anfänge der TZI im deutschsprachigen Raum gehört habe. Für mich persönlich war dieses Projekt eine Möglichkeit, eine Brücke zu dieser Generation von TZIlern zu schlagen. Und je intensiver wir in das Projekt einstiegen, desto deutlicher wurde es, dass der Zeitpunkt dafür nicht besser hätte liegen können, eher schon etwas spät war. „Sie kommen kurz vor knapp", mit diesen Worten begrüßten uns Gerda Deitert und Bernhard Honsel beim Interviewtermin in Ibbenbüren. Beide starben noch während unserer Projektlaufzeit. Oftmals staunend, schmunzelnd, manchmal kopfschüttelnd und gerührt saß ich in den Gesprächen und freue mich nun, dass einiges von den dort berichteten Erinnerungen auch durch unser Projekt vor dem Verlust bewahrt und für zukünftige TZI-Generationen nutzbar gemacht wird.

Die TZI ist für mich eine hilfreiche Arbeitsgrundlage in vielen Feldern, in denen mit Gruppen unterschiedlichster Größe und Zusammensetzung gearbeitet wird. Diese persönliche Erfahrung und Überzeugung wurde in diesem Projekt zudem auf mehreren Ebenen bestätigt und bekräftigt: Durch die Berichte der Interviewten, durch die inhaltliche Auseinandersetzung, die teils mit ihnen stattfand, und auch durch die ganz praktische Erfahrung der Zusammenarbeit in unserem Projekteam, in dem uns die TZI selbstverständlich ebenfalls als Kompass unserer gemeinsamen Arbeit diente. Für die Zukunft bleibt damit eine klare Aufgabe: An den nachkommenden Generationen von Gruppenleiterinnen und -leitern, die ähnliche Erfahrungen mit diesem Ansatz machen, liegt es nun, ihn auch in der Zukunft weiter zu stärken und das Erbe nicht nur Ruth Cohns, sondern vieler ihrer Wegbegleiter/innen nachhaltig und verantwortlich zu gestalten.

Dr. Katrin Hater:

„Ach TZI, ist das nicht das, womit wir in den siebziger Jahren unsere Jugendgruppen geleitet haben?" Solche Reaktionen ärgern mich. Nicht, weil ich mein Gegenüber für ignorant halte. Sondern weil sie mir zeigen, wie sehr das Licht der TZI unter dem Scheffel steht - wie immer es auch dahin geraten ist.

Was bringt mich dazu, mich trotzdem dafür zu entscheiden, mich immer weiter und vertiefender mit TZI zu beschäftigen, ganz selbstverständlich für TZI zu werben und die besondere Qualität meiner Arbeit mit Menschen in der Qualität von TZI begründet zu sehen?
TZI – vier Faktoren, drei Axiome, zwei Postulate – das scheint einfach. Und die TZI hilft tatsächlich ganz ungemein, auch komplexe Zusammenhänge auf die wesentlichen Aspekte zu reduzieren. Diese Einfachheit zieht mich immer wieder an.
TZI – die dynamische Balance halten zwischen unvereinbaren Gegensätzen und den Spannungen, die sie auslösen – das ist schon komplizierter. Es schützt mich vor Vereinfachungen, hält mich wachsam und die Situationen offen. Keine Chance für vorschnelle Urteile und Festlegungen. Alles kann, aus einer anderen Perspektive betrachtet, auch ganz anders sein und werden.
TZI – Leiten mit Themen und Strukturen – das zwingt mich, genau hinzusehen und das, was ich in der Gruppe wahrnehme, was ich als Leitung will, was nach meiner Einschätzung gerade ‚Sache ist', sprachlich auf den Punkt zu bringen und in angemessene Methoden umzusetzen. Mit dieser Klarheit kann sich eine Gruppe auseinander setzen, selbst wenn ich mich mit meinen Hypothesen geirrt haben sollte.
Wesentlich, offen und klar zu sein, das ist es, was ich mit TZI immer wieder trainiere. Deshalb steht die TZI für mich im Zentrum meiner Arbeit mit Menschen. Alles, was ich von anderen Methoden lernen kann, kommt wunderbar bereichernd dazu!
Ich habe die TZI erst vor etwa zehn Jahren entdeckt, habe also die frühe Phase der TZI in Europa nicht persönlich kennen gelernt. Die Arbeit an diesem Zeitzeugen-Projekt hat mir einige Quintessenzen beschert, die mich nachhaltig bewegen: „TZI ist eine Möglichkeit, sich selbst und andere freier werden zu lassen", mein eigenes Handeln als TZIlerin kann ich daran messen. „Es geht darum ‚in meiner Sprache gehört zu werden'" – ein Ansporn für mich, nicht aufzuhören, verstehen zu wollen, wie mein Gegenüber sich mitteilt. „Was man mit dem Kopf gelernt hat, muss sich erst im Körper herumsprechen – welch ein schönes Bild dafür, wie Lernen geschehen kann." Durch die persönlichen Begegnungen und durch die intensive Auseinandersetzung mit

den entstandenen Texten bin ich noch einmal ganz anders verbunden mit der TZI als „Haltung und Methode". Ein gutes Gefühl!

Dr. Markus Moog:

Mir sind im Rückblick vor allem die Begegnungen mit unseren Gesprächspartner/innen wichtig. Ich hatte die Chance, einige, die ich nicht als TZI-Lehrer/innen erlebt habe, zumindest so kennenzulernen, wie das in einem längeren Gespräch möglich ist. Andere, die ich aus Kursen kannte, konnte ich befragen und ihnen einmal ausgiebig zuhören – auch das eine neue Perspektive.

Meist besuchten wir unsere Gesprächspartner/innen bei sich zu Hause. Es gab Streuselkuchen und Kaffee, Tee und Knabbergebäck, komplette Abendessen – je nach Tageszeit und Temperament. Ich fühlte mich an die Atmosphäre in TZI-Kursen erinnert: Wir kamen schnell in Kontakt, auch wenn wir uns vorher noch nie gesehen hatten. Die Gespräche waren offen – und sehr unterschiedlich. Dem einen waren beim Rückblick auf sein Leben mit TZI komplexe philosophische Gedankengänge wichtig, die nur locker mit konkreten Erinnerungen verbunden waren. Eine andere tauchte ganz in das damalige Erleben ein und entdeckte dabei sogar teilweise Vergessenes.

Die Texte zu bearbeiten und mit den Interviewten abzustimmen, vertiefte die Begegnung. Auch hier unterschiedliche Temperamente: manche schnell einverstanden mit der Bearbeitung, andere mit genauem Blick auf einzelne Formulierungen.

Die Beschäftigung mit den Erzählungen war immer wieder Anlass, mich mit meiner eigenen TZI-Geschichte auseinander zu setzen.

Ich entdeckte Berührungspunkte, wenn etwa von der ersten Begegnung mit der TZI die Rede ist. Viele beschrieben, etwas gefunden zu haben, was sie so gar nicht suchten – zumindest nicht bewusst. So war das auch bei mir. Es gibt aber auch Fremdheit, etwa bei Erzählungen über die frühen „wilden" Zeiten der TZI, zu denen ich bei mir weder Erfahrungen noch Sehnsüchte finde.

Vielfältig waren die Anregungen zu einem vertieften TZI-Verständnis. In den Erzählungen wird z.B. deutlich, dass TZI den Übergang von einer totalitären zu einer demokratischen Gesellschaft in Deutschland begleitete. Damit werden für mich politische Dimensionen der TZI

konkret: Auch heute finde ich es wichtig, dass es bei TZI um die Einübung eines demokratischen Umgangs miteinander geht.
Zweierlei gibt mir noch zu denken: Zunächst im Zusammenhang mit der schon angesprochenen Schilderung der ersten Begegnung: Viele beschreiben, dass sie sich aus beruflichen Gründen entschieden haben, einen ersten TZI-Kurs zu besuchen. Dabei geblieben sind sie dann aber eher wegen der persönlichen Entwicklungschancen als wegen des konkreten Nutzens für ihre beruflichen Tätigkeiten. Das halte ich bei einer Zusatzausbildung für einen überraschenden Motivationswechsel. Auch wenn die TZI-Ausbildung für unsere Gesprächspartner/innen letztlich auf vielfältige Weise in ihrem beruflichen Umfeld fruchtbar geworden ist, bleibt für mich die Frage: Ist die TZI-Ausbildung vor allem für Personen interessant, die zumindest zunächst bereit sind, von beruflichem Interesse auf Persönlichkeitsentwicklung umzuschwenken?
Dann hat mich die Unterschiedlichkeit unserer Gesprächspartner/innen fasziniert. Diese Pluralität ist ja eigentlich schon aufgrund der Unspezialisiertheit der TZI (Arbeit mit Gruppen ist ein weites Feld) zu erwarten, ich bin dann aber im konkreten Fall trotzdem immer wieder erstaunt. Vielleicht deswegen, weil ich es bei dieser Unterschiedlichkeit als anspruchsvoll empfinde, den Überblick zu behalten. Was ist das Verbindende? Geht es über den Bezug auf eine gemeinsame „TZI-Theorie" hinaus?
Ich würde mich freuen, wenn unsere Auswahl auf die vollständigen Interviews neugierig macht.

Sabine Schlemmer:

Die Entdeckung und Vermittlung, dass Leben und Lernen in Gruppen schöpferisch und erfüllend sein können – und genau dies erlernbar ist: Dies ist Ruth Cohns Verdienst gewesen. Ich kam seit den 70er Jahren im Rahmen des Studiums zunächst nur von außen, dann als von der TZI selbst ‚Infizierte' hiermit in Kontakt, was bis hin zum Diplom vor einigen Jahren führte.
Meine Begegnungen in der „alten" Ausbildung mit einigen der TZI-Lehrbeauftragten der ersten Stunde faszinierten mich immer wieder und wurden Wert-voll für meinen Lebensweg.

Die Entwicklung der TZI als ganzheitlicher Methode und Haltung konnte sich nur durch die „erste Generation" der von TIM und WILL Begeisterten so entfalten, dass dies Modell sich heute - gut 40 Jahre später - mit dem Verein des Ruth Cohn Instituts im Kontext der humanistischen Gruppenmethoden etabliert hat.
Mit meinem Eintritt in die so genannte dritte Lebensphase gilt es für mich, darauf zu blicken, was mich - persönlich wie professionell - prägte. Was halte ich für wichtig und lohnend, nachhaltig zu bewahren?
Mit dem Generationenwechsel, ja den endgültigen Abschieden nicht nur von Ruth Cohn, sondern auch von den von ihr persönlich Geprägten und Ausgebildeten, stellen sich Fragen nach Bilanz, dem Potential zur Weiterentwicklung auf Basis des der TZI immanent Prozesshaften. Nicht zuletzt aus dem Wunsch der TZI-Community, nicht nur persönliche, sondern auch inhaltlich-fachliche Nachlässe zu sichern und weiterzugeben, erwuchs das „Zeitzeug/innen-Projekt". Es hält mich nun fast vier Jahre in Bann. Ich fand es spannend und erfüllend, gemeinsam mit meinen drei Mit-,peers' die Gespräche zu planen und durchzuführen. Wir arbeiteten uns in Fragen der Interview-Führung und journalistischen Darstellungsformen ein - und gestalteten in den (zumeist ganztägigen) Treffen unseren eigenen Gruppenprozess als TZIlerInnen bzw. korrespondierten ausführlich über die Distanzen der Lebensorte hinweg.

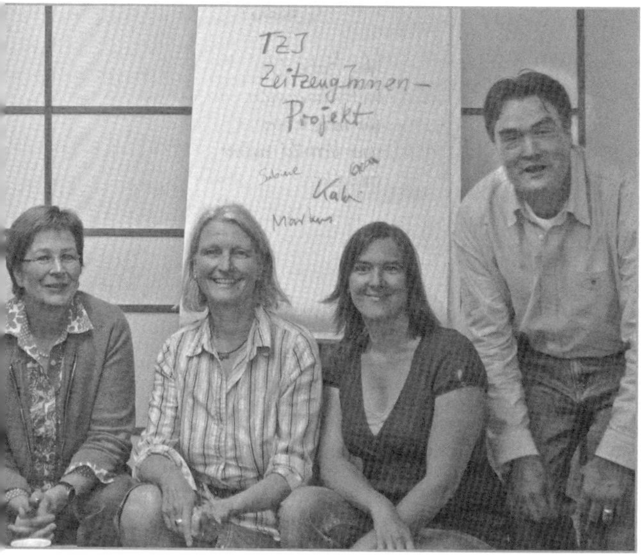

Katrin Hater, Sabine Schlemmer, Gesa Bertels, Markus Moog (v.l.)

Mithilfe unserer Interview-Fragen versuchten wir wesentliche Antworten zu Schwerpunkten zu strukturieren; anhand der entdeckenswerten O-Töne formten wir ein m.E. lesenswertes Gefüge aus. Unser Anliegen, allen Interessierten ein möglichst umfassendes Bild von gelebter Geschichte der TZI zu zeigen, war der Ausgangspunkt und macht weiterhin Lust auf mehr. Die Begegnung mit und das Erleben von jeder und jedem einzelnen Lehrbeauftragten und ihrer je persönlichen Rezeption von TZI gab uns Recht: Ein reicher Erfahrungsschatz wurde uns anvertraut – ich hoffe, wir können ihn mit dieser Publikation nicht nur weitergeben, sondern auch Ausblicke in die Zukunft schaffen.

Zum Weiterlesen

Einige der in diesem Projekt Befragten haben über Themenzentrierte Interaktion publiziert. Im Folgenden findet sich eine Auswahl dieser Veröffentlichungen sowie weitere Literaturhinweise, auf die in den Gesprächen Bezug genommen wurde.

Cohn, Ruth C. (2009): Von der Psychoanalyse zur themenzentrierten Interaktion. Von der Behandlung einzelner zu einer Pädagogik für alle (16., durchgesehene Aufl., Konzepte der Humanwissenschaften). Stuttgart: Klett-Cotta.

Cohn, Ruth C./Farau, Alfred (2001): Gelebte Geschichte der Psychotherapie. Zwei Perspektiven (3. Auflage, Konzepte der Humanwissenschaften). Stuttgart: Klett-Cotta.

Cohn, Ruth C./Herrmann, Helga/Kroeger, Matthias (1994): Der schützende und produktive Rahmen der Aggressionsbehandlung in der TZI. Themenzentrierte Interaktion, 8 (2), S. 34-49

Cohn, Ruth C./Herrmann, Helga/Kroeger, Matthias (1994): TZI und Aggression – ein Gespräch. In: Hahn, Karin/Schraut, Marianne/Schütz, Klaus-Volker/Wagner, Christel (Hg.): Aggression in Gruppen. Mainz: Grünewald. S. 193-268.

Fehlker, Martha (2001): Der gesellschaftliche Hintergrund als ‚Globe'. Notwendige Perspektiven in der Leitung von Gruppen nach der Themenzentrierten Interaktion. In: Hahn, Karin/Schraut, Marianne/Schütz, Klaus Volker/ Wagner, Christel: Kompetente LeiterInnen. Beiträge zum Leitungsverständnis nach TZI. Mainz: Grünewald. S. 29-48.

Freimüller, Tobias (2011): Der versäumte Abschied von der Volksgemeinschaft. Psychoanalyse und „Vergangenheitsbewältigung“ (Werkstatt-Version), in: Docupedia-Zeitgeschichte, http://docupedia.de/zg/Freimüller_-_Mitscherlich,_Unfähigkeit_zu_trauern (zuletzt eingesehen am 02.09.2014)

Hage, Ulrich (1979): Entwicklung von Personen und Strukturen als mein Anliegen – persönliche, strukturelle und methodische Möglichkeiten und Grenzen am Beispiel des Ottoversand. Gruppendynamik, 10, S. 319-326.

Heigl-Evers, Annelise/Heigl, Franz (1973): Die Themenzentrierte Interaktionelle Gruppenmethode (R. C. Cohn). Erfahrungen, Überlegungen, Modifikationen. Gruppenpsychotherapie und Gruppendynamik 7 (3), S. 237-255.

Herrmann, Helga (1992): Ruth C. Cohn – ein Porträt. In: Löhmer, Cornelia/Standhardt, Rüdiger (Hg.): TZI. Pädagogisch-therapeutische Gruppenarbeit nach Ruth C. Cohn. Stuttgart: Klett-Cotta. S. 19-36.

Herrmann, Helga (1995): Der Einsatz der TZI in therapeutischer Beratung und in Selbsterfahrungsworkshops. Themenzentrierte Interaktion, 9 (2), S. 86-103.

Herrmann, Helga (2002): Augen-Blicke. Begegnungen mit Ruth. Themenzentrierte Interaktion, 16 (Sonderheft), S. 30-36.

Honsel, Bernhard (1985): Der rote Punkt – eine Gemeinde im Aufbruch (2. Aufl.). Düsseldorf: Patmos. Download möglich unter (Stand: 26.08.2014): http://alt.heiligkreuz.info/gemeinde/download/Bernhard_Honsel_Der_rote_Punkt_1983a.pdf

Hoppe, Günter (1993): „Misch Dich ein! Greif ein!“ Ein drittes Postulat für die TZI? Themenzentrierte Interaktion, 7 (2), S. 31-40.

Hoppe, Günter (1994): „Misch Dich ein! Greif ein!“ Ein drittes Postulat für die TZI? In: Löhmer, Cornelia/Standhardt, Rüdiger (Hg.): Zur Tat befreien. Gesellschaftspolitische Perspektiven der TZI-Gruppenarbeit. Mainz: Grünewald. S. 17-29.

Hoppe, Günter (1994): Zur politischen Bedeutung der TZI. In: Gruppendynamik, 25 (4), S. 411-429.

Hoppe, Günter (2002): Liebe, das Thema unseres Lebens, das immer mitspielt. TZI aus der Sicht eines evangelischen Ehe- und Lebensberaters. Themenzentrierte Interaktion, 16 (Sonderheft), S. 109-118.

Kroeger, Matthias (1985): Profile der Themenzentrierten Interaktion. In: Birmelin, Rolf/Hahn, Karin u. a. (Hg.): Erfahrungen lebendigen Lernens. Grundlagen und Arbeitsfelder der TZI. Mainz: Grünewald. S. 23-47.

Kroeger, Matthias (1989): Themenzentrierte Seelsorge. Über die Kombination Klientzentrierter und Themenzentrierter Arbeit nach Carl C. Rogers und Ruth C. Cohn in der Theologie (4. Aufl.). Stuttgart: Kohlhammer.

Kroeger, Matthias (1991): Körpersprache und Körperarbeit in der TZI – eine verbreitete Verwechslung. In: Hahn, Karin/Schraut, Marianne/Schütz, Klaus-Volker/Wagner, Christel (Hg.): Beachte die Körpersignale. Körpererfahrungen in der Gruppenarbeit. Mainz: Grünewald. S. 169-177.

Kroeger, Matthias (1992): Anthropologische Grundannahmen der Themenzentrierten Interaktion. In: Löhmer, Cornelia/Standhardt, Rüdiger (Hg.): TZI. Pädagogisch-therapeutische Gruppenarbeit nach Ruth C. Cohn. Stuttgart: Klett-Cotta. S. 93-124.

Kroeger, Matthias (1992): Ruth C. Cohn 80 - WILL 25 - WILL Europa 20. Festrede beim Jubiläumsakt in Gwatt am 24.4.1992. Themenzentrierte Interaktion, 6 (2), S. 37-53.

Kroeger, Matthias (2013): Ruth Cohns Globe-Verständnis und unsere Aufgaben. Themenzentrierte Interaktion, 27 (1), S. 62-78.

Langmaack, Barbara (2011): Einführung in die Themenzentrierte Interaktion (TZI). Das Leiten von Lern- und Arbeitsgruppen erklärt und praktisch angewandt. (5., vollst. überarb. Neuaufl. von: TZI. Leben rund ums Dreieck bzw. Neuaufl. von: TZI. Einführende Texte rund ums Dreieck). Weinheim und Basel: Beltz.

Langmaack, Barbara/Braune-Krickau, Michael (2010): Wie die Gruppe laufen lernt. Anregungen zum Planen und Leiten von Gruppen. Ein praktisches Lehrbuch (8., vollst. überarb. Aufl.). Weinheim: Beltz.

Matzdorf, Paul (1985): Die humanistischen Axiome der TZI. Grundlagen und Perspektiven für pädagogisches, therapeutisches und politisches Handeln. In: Birmelin, Rolf/Hahn, Karin u. a. (Hg.): Erfahrungen lebendigen Lernens. Mainz: Grünewald. S. 48-58.

Matzdorf, Paul (1989): Arbeitspapier zu „Jugendarbeit: Methoden- und handlungsbezogene Vorbereitung“ und „Praxisberatung“. Themenzentrierte Interaktion, 3 (1). S. 36-53.

Matzdorf, Paul (1991): Die problemformulierende Methode Paolo Freires und Ruth Cohns Themenzentrierte Interaktion. Themenzentrierte Interaktion, 5 (2), S. 64-77 und 6 (1), S. 56-79.

Matzdorf, Paul (1993): Das TZI-Haus. Zur praxisnahen Grundlegung eines pädagogischen Handlungssystems. In: Cohn, Ruth C./Terfurth, Christina (Hg.): Lebendiges Lehren und Lernen. TZI macht Schule. Stuttgart: Klett-Cotta. S. 332-387.

Matzdorf, Paul/Cohn, Ruth C. (1987): Themenzentrierte Interaktion. In: Corsini, Raymond J. (Hg.): Handbuch der Psychotherapie, Bd. 2 (2. Aufl.). München und Weinheim: Psychologie Verlags Union. S. 1272-1314.

Matzdorf, Paul/Cohn, Ruth C. (1992) Das Konzept der Themenzentrierten Interaktion. In: Löhmer, Cornelia/Standhardt, Rüdiger (Hg.): TZI. Pädagogisch-therapeutische Gruppenarbeit nach Ruth C. Cohn. Stuttgart: Klett-Cotta. S. 332-387.

Müller-Mehring, Marga (1989), Studientage zur Einführung in die Oberstufe des Gymnasiums, Themenzentrierte Interaktion, 3 (2), 1989, S. 85 ff.

Ockel, Anita (1985): Ich bin mein eigen' chairman. In: Birmelin, Rolf/ Hahn, Karin u. a. (Hg.): Erfahrungen lebendigen Lernens. Grundlagen und Arbeitsfelder der TZI. Mainz: Grünewald. S. 59-67.

Ockel, Anita/Cohn, Ruth C. (1981): Das Konzept des Widerstands in der Themenzentrierten Interaktion. Vom psychoanalytischen Konzept des Widerstands über das TZI-Konzept der Störung zum Ansatz einer Gesellschaftstherapie. In: Petzold, Hilarion (Hg.): Widerstand. Ein strittiges Konzept in der Psychotherapie. Paderborn: Junfermann. S. 255-282.

Ockel, Anita/Cohn, Ruth C. (1993): Das Konzept des Widerstands in der Themenzentrierten Interaktion. Vom psychoanalytischen Konzept des Widerstands über das TZI-Konzept der Störung zum Ansatz einer Gesellschaftstherapie. In: Löhmer, Cornelia/Standhardt, Rüdiger (Hg.): TZI. Pädagogisch-therapeutische Gruppenarbeit nach Ruth C. Cohn. Stuttgart: Klett-Cotta. S. 177-206.

Renner, Rose (2002): Die Frau im lila Cape. Meine erste Begegnung mit Ruth C. Cohn. In: Themenzentrierte Interaktion 16, Sonderheft Ruth C. Cohn, S. 45-47.

Rubner, Angelika (1992): Über die Wechselwirkung zwischen der Rolle des einzelnen, der Gegenübertragung des Leiters und dem Prozess der Gruppe. Themenzentrierte Interaktion, 6 (2), S. 54-66.

Rubner, Angelika (1999): Psychoanalyse und Themenzentrierte Interaktion: ein Vergleich. Themenzentrierte Interaktion, 13 (2), S. 61-81.

Rubner, Angelika (2002): Wiederholung, Übertragung und Über-Holung in der Themenzentrierten Interaktion. Themenzentrierte Interaktion, 16 (Sonderheft), S. 59-69.

Rubner, Angelika (2006): Zur Erarbeitung des Themas eines Beratungsgesprächs. In: Sauer-Schiffer, Ursula/Ziemons, Michael (Hg.): In der Balance liegt die Chance. Münster: Waxmann. S. 91-108.

Rubner, Angelika/Rubner, Eike (1991): Entwicklungsphasen einer Gruppe. Themenzentrierte Interaktion, 5 (2), S. 34-48.

Rubner, Angelika/Rubner, Eike (1993): Die Entwicklungsphasen einer Gruppe – Grundkonflikt, Einstellungen dem Leiter gegenüber und Leiterinterventionen. In: Löhmer, Cornelia/Standhardt, Rüdiger (Hg.): TZI. Pädagogisch-therapeutische Gruppenarbeit nach Ruth C. Cohn. Stuttgart: Klett-Cotta. S. 230-251.

Rubner, Angelika/Rubner, Eike (1993): Ein Modell der Entwicklungsphasen von Gruppen? Themenzentrierte Interaktion, 7 (1), S. 50-64.

Rubner, Eike (1992) (Hg.): Störung als Beitrag zum Gruppengeschehen. Zum Verständnis des Störungspostulats der TZI in Gruppen. Mit Beiträgen u.a. von Jörg Hecker, Wendy Hecker, Angelika Rubner. Mainz: Grünewald.

Tillmann, Jan/Müller-Mehring, Marga/Kanitz, Anja von (2004): TZI und Pädagogisches Rollenspiel. Ein Thema – drei Perspektiven. Themenzentrierte Interaktion, 18 (1), S. 89 ff.

Namenskürzel

AO	Anita Ockel
AR	Angelika Rubner
BH	Bernhard Honsel
BL	Barbara Langmaack
DR	Dietrich Redecker
GH	Günter Hoppe
MF	Martha Fehlker
MK	Matthias Kroeger
MM	Marga Müller-Mehring
PM	Paul Matzdorf
RC	Ruth C. Cohn
RK	Rena Krebs
UH	Ulrich Hage

RCI	Ruth Cohn Institut
TZI	Themenzentrierte Interaktion